SHODENSHA
SHINSHO

副作用 その薬が危ない

大和田 潔

祥伝社新書

まえがき

現在の医療現場を取り巻く環境はたいへん厳しく、診療時間内に薬についてゆっくりお話しする時間を与えてくれません。医療サイドに対する患者さんの不信感も大きくなってきています。

また、世の中には薬について不信感をあおるような情報もあふれており、

薬を飲むことでかえって悪くならないだろうか？

これは病気そのものからきている症状なのだろうか？

治療の薬のせいではないだろうか？

気づきにくい薬の副作用が気になるのだが……。

など、さまざまな思いが錯綜《さくそう》します。

また、新聞などである種の副作用が報道されると、その薬はとたんに悪者になってしまうものです。多くの場合、センセーショナルな報道によって不安を植え付けますが、しばらくすると忘れ去られてしまいます。また、多くの場合、報道はその代替の薬を示してはくれません。

どんな薬であれ、多かれ少なかれ必ず良くない作用を持ち合わせているものです。薬の副作用で注意すべき点は、まったく予想できない、不思議にも思える不都合が出ることがあることです。

たとえば、血圧を下げる薬をたくさん飲めば血圧が下がり過ぎるでしょうし、睡眠薬が効き過ぎれば昏睡《こんすい》になるでしょう。これとは別に、薬剤の性質からは推測しにくい副作用もあります。問題なのは、そのような副作用なのです。

しかし、そのような副作用が出た場合でも、早めに気がつけば服用を中止し、ほかの薬剤に変更することができるでしょう。あるいは、もともと必要のない薬であることに気づいて投薬を中止することもできます。ところが、このような点に主眼を置いた本はあまりありません。

私は、次の三つのことが大切だと思います。

第一は、体の仕組みを簡単に知っておくことです。これが最も大事だと思います。薬の副作用は、ともすると単なる一対一の対応表に陥《おちい》りがちです。そうすると、膨大な数の対応表を読み解かなければなりません。これは味気ない作業です。しかし、体の仕組みの原則と薬の関係を知ると、大切なところがブレませんし、面白いものです。また、ほかの病気になった場合にも応用が利《き》きます。それゆえ、この本は薬の本ではありますが、体の仕組みについても言及するように心掛けました。

第二は、薬の副作用には、体の仕組みに基づいた発生のメカニズムがあるということです。

第三は、どの薬でも起こりうる予測困難な重篤《じゅうとく》な副作用があることを知っておくことです。

「どの薬でも起こりうる重篤な副作用」を減らすには、薬を飲む機会と量、種類を減らす以外ありません。そのためには、自分自身を知識で装備し、「そもそも、この薬は必要なのだろうか？」という、本質的な疑問をもてるようにすることです。つまり、薬を人まかせにしないということです。

たとえば、医師が、「早く治るように抗生物質も出しておきますね」と言ったとき、抗生物質がもたらすメリットと副作用（デメリット）について質問できれば素晴らしいことです。

この本では、薬の副作用による症状であることに気づきにくい事例を取り上げています。

そして、分かりやすく説明するために、次のような工夫をしてみました。

①再現ドラマを挿入しました。

副作用の出方などを理解しやすいように、ドラマ仕立てにしたトピックスを掲載しました。

②各項目ごとに箇条書きで「まとめ」を掲載しました。

本文のエッセンスや登場した重要な用語を箇条書きでまとめてあります。解説内容を整理・理解するのに役立つと思います。

③検査値や体の仕組みなどについては、速効性のある知識にこだわりました。

体の仕組みと検査値については、外来で最も患者さんに訊《き》かれることであり、最も肝心なところです。そのため、速効性がある解説になるように努力しました。これらを読むと、薬だけでなく、身体の仕組みも理解できます。薬をとおしてみる人体の巧妙な仕組みに驚くことでしょう。また、同時に検査データの鉄人になるかもしれません。

④分かりやすい図を挿入しました。

理解を助けるための図を適宜挿入しました。

⑤医学用語を適宜使うようにしてみました。

医師の言葉が呪文《じゅもん》のようで、疎外感を感じられたことはないでしょうか。しかし、「どうせわからないのだから……」と諦《あきら》める必要はありません。ある程度医師の説明を抵抗なく聞くことができ、なおかつ質問できることは、相互の理解にとってとても大切です。英語より楽なものです。テレビCMで有名な語学教室の宣伝でも、「たくさん触れて慣れることが大切」と言っていますね。

仕組みとパターンを知れば、病気のおおよその〝雰囲気〟がわかるものです。いまだ人間の体には解明されていない部分もたくさんあります。しかし、だからといって、現在行なわれている医療のすべてがブラックボックスというわけでもありません。

この本は、薬剤に対する不安を増長することが目的ではありません。その逆です。

この本は相手（薬剤）を知って不安を減らすことを目的に書かれたものです。現在の日本では、薬剤の効果が副作用を上回ることが確認されたうえで処方されています。また、なんらかの不都合が出た場合、代替の薬剤がありますから、そういった場合のプランを医師と相談しやすいようにも工夫しました。家族で薬や体について話題にすることもできるでしょう。

私たちは、多かれ少なかれ医療とかかわらざるをえない生活をしています。この本が、医療について考えるきっかけとなり、治療の際に少しでもお役に立つことができれば幸いです。

薬剤の名は、基本的には一般名を用いましたが、適宜（ ）内に製品名を入れました。紙面の関係上、十分な説明ができなかった箇所や不備な点があるかもしれませんが、なにとぞご容赦のほどお願い申しあげます。

著者

副作用——もくじ

本文イラスト　杉山伸夫

1 カルシウムチャンネル拮抗薬で「うつ」になる

【病名】高血圧
【副作用の症状】気分のおちこみ、うつ様症状、眠気、だるさ
【薬剤名】カルシウムチャンネル拮抗薬

【再現ドラマ】

ある年の初秋の頃、Kさんという高血圧の患者さんが、「なんだか最近だるいんです。眠いわけでもないし、はっきりと調子の悪いところがあるわけでもないのですが……」と言って私の外来に見えました。建築の仕事をバリバリしている五〇歳台の男性です。

話を聞いたところ、Kさんはいわゆる「うつ」ではありません。その日も、「ゴルフのスコアは落ちてないんだけどねぇ」と楽しそうに話していました。ところが、どうも「体に一枚薄く鉛《なまり》が貼り付いたみたいでスッキリしない」と言うのです。私の処方を見返しても、一日に一回飲めばよい、長時間効くタイプの血圧の薬であるカルシウムチャンネル拮抗薬《きっこうやく》を飲んでもらっているだけです。数年前から担当していた前任の医師の処

方を引き継いで処方したものでした。その先生にも、ときどきだるさを訴《うった》えていましたが、「男の更年期かも」と言われ、それっきりあまり相談してこなかったそうです。

私は、それまでの高血圧の薬を、別のタイプのアンジオテンシンⅡレセプターブロッカー薬であるバルサルタンという薬に替えてみました。

一カ月後、外来に現われたKさんは、「先生、絶好調です。なんかこう、数年来のモヤモヤが晴れたような感じです」と、ニコニコしながら言います。幸い、血圧の値は薬を変更してもほとんど変わりませんでした。その後の血圧コントロールも大丈夫なので、現在も変更後の薬を内服していただいています。

ちなみに、「体の重たい感じ」がとれても、ゴルフのスコアは変わらなかったそうで、二人で笑ってしまいました。

効きめのよさで頻繁に処方されるが副作用もある

カルシウムチャンネル拮抗薬はひじょうに切れ味のいい、飲むと血圧が下がるのが手に取るように分かる薬です。そのため、三〇年ほど前に臨床現場に登場後、またたく間に市場を席巻してしまいました。

最初は、一日に二回から三回飲まなくてはならず、血圧の上昇下降の山も大きいものでした。飲んだときは血圧が下がるけれど、しばらくするとまた上がってしまったのです。

しかしその後、特殊なフィルムでコートすることで徐々に溶け出すようにして効果が持続するようにしたり、薬剤自体を長く効《き》くように構造を変えたりするなど、さまざまな改良が加えられました。現在では一日に一回飲めばよい薬が開発され、それが主流になっています。

このように、カルシウムチャンネル拮抗薬はさまざまなタイプのものが開発されており、種類もたくさんあります。

この薬剤の仲間は比較的安全で、飲むとすぐに効果の出る薬です。次の外来時には血圧が下がっていることが多く、医師も効果を確認しやすいため、数多く処方されてきました。外来では、短期間で目に見えて効果が出ることが大切だからです。結果的に、日本では現在でもカルシウムチャンネル拮抗薬が半数以上の患者さんに用いられています。

このように、カルシウムチャンネル拮抗薬は高血圧の薬として市場を席巻しましたが、その後、血圧を下げる以外のさまざまな副作用を有することがわかってきました。そのひとつが、うつ様症状や眠気、だるさなのです。実際、私が外来で経験した以外にも、海外でカルシウムチャンネル拮抗薬を内服したらうつになり、止めたら回復したという報告があります。

また、カルシウムチャンネル拮抗薬を服用している一〇〇〇人近くを対象とする副作用報告では、プラセボ薬（見かけ上は本物と区別がつかない偽の薬。165ページのコラム10参照）

に比べて疲労感は一・六倍、眠気はなんと二一・三倍も多かったのです。また、副作用として、はっきり「うつ（様症状）」が報告されています。

血管からカルシウムを取り込む機能を妨害する薬

ところで、カルシウムチャンネル拮抗薬はカルシウムと何か関係があるのでしょうか？カルシウムというと、骨や煮干しなどを思い浮かべます。日本人はカルシウム不足だといわれているので、ミネラルウオーターを飲んでいる人も多いと思います。

ヒトの体には、骨や歯のように固体になっているカルシウムと、血液中に溶けているカルシウムが存在します。カルシウムは水に溶けやすい物質です。鍾乳洞《しょうにゅうどう》のつららは、地中のカルシウムがイオンとなって水に溶け、あるとき固体になってできたものです。ヒトの体内のカルシウムも、骨のような固体状態と血液の中に溶けているイオン状態の間を行ったり来たりしています。

カルシウムチャンネル拮抗薬の「カルシウム」はこのイオンとなって血液中に溶けているカルシウムと関係があります。先ほどから何度も出てきているカルシウムチャンネル拮抗薬という名は、「カルシウム」「チャンネル」「拮抗薬」の三つに分けられます。ここでの「カルシウム」は、先ほど説明した水に溶けたイオンのカルシウムです。

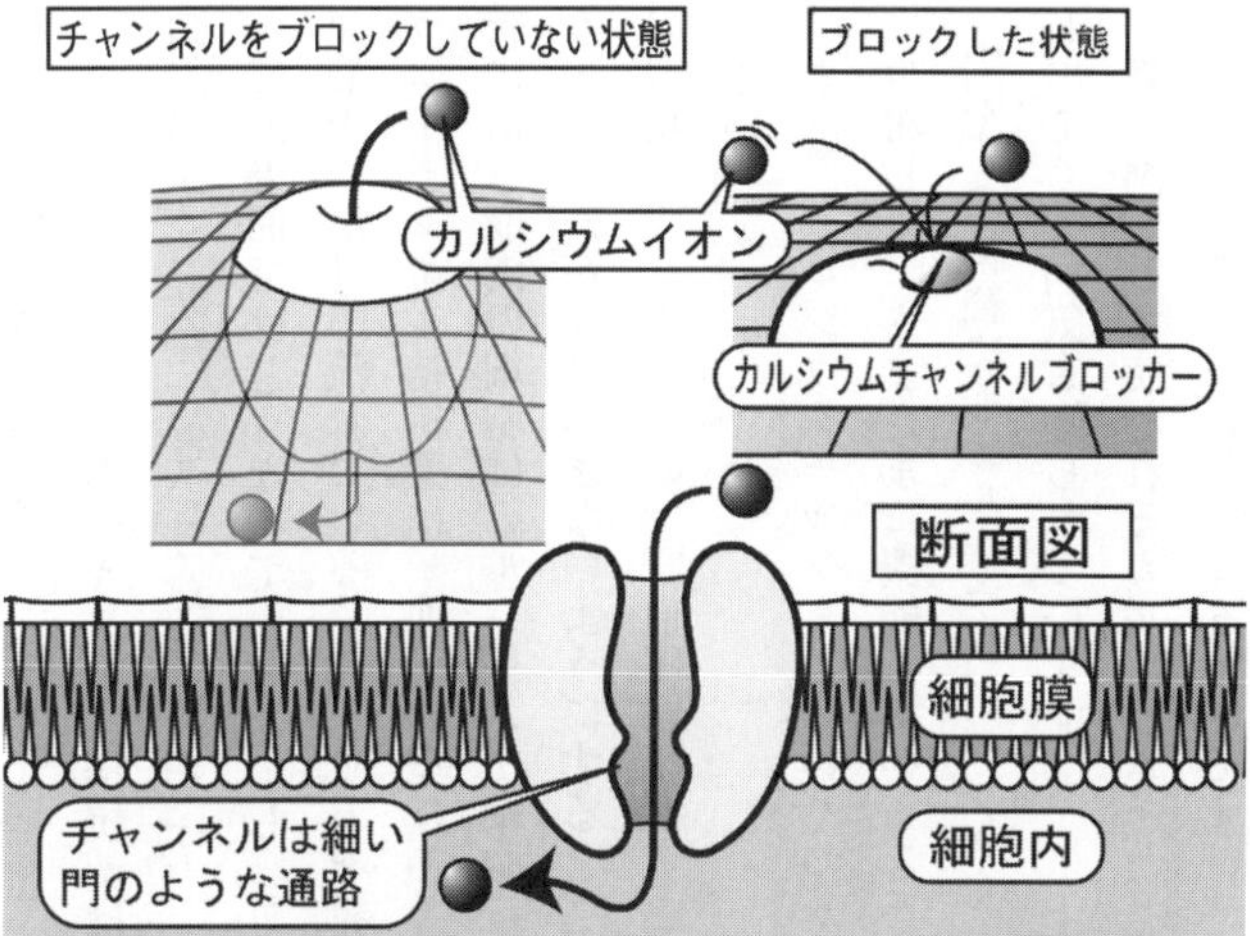

図１　ブロッカーがカルシウムチャンネルを阻害する

それではチャンネルとは何でしょう。この場合、テレビのチャンネル（通信路）ではなく、「関所」あるいは「細い通路」という意味で用いられています。

私たちの体を作っている細胞は、細胞膜という特殊な膜で包まれています。この細胞膜には、いろいろな物質のやり取りを取り締まる狭い関所（通路、水路）のようなものがあります。こういう関所がないと、いろいろな物質が細胞内に無秩序に出入りしてしまい、制御が利《き》かなくなってしまうからです。国の出入国手続きと同じです。

ですから、チャンネルにはカルシウムチャンネルだけでなく、ナトリウムチャンネルやカリウムチャンネル、そして水をやり取りする水チャンネルまであります。このように、私たちの体の細胞は、チャンネルを通して必要なものをやり取りしているのです。

つまり、カルシウムチャンネル拮抗薬は、「カルシウムをやり取りする関所の機能を邪魔（阻害）する薬剤」という意味なのです。

機能の面ではどうなっているのでしょうか。血管の細胞にあるカルシウムチャンネルは、血液中に溶けて流れているカルシウムを細胞の中に取り込むカルシウムの関所です。カルシウムチャンネル拮抗薬は、血管の壁にあるカルシウムチャンネルの邪魔をするわけです。血管にある筋肉の細胞はカルシウムが細胞に入ると縮む性質があります。そこで、細胞の中にカルシウムが入り込まないようにすると、血管は縮みにくくなります。そうすると、血管内の容積が大きくなるので、血圧が下がるというわけです（147ページのコラム9を参照してください）。

また、カルシウムチャンネルはいくつかの種類に分けられ、それらが体のいろいろな臓器に分布して、さまざまに機能していることが知られています。血管だけではないのです。脳（小脳）の神経にもカルシウムチャンネルが存在していて、その調子が悪くなるとふらつきが出てくる病気も知られています。

降圧剤として使われるカルシウムチャンネル拮抗薬は、ほかの臓器よりも血管に最も強く働くので、高血圧の薬になるわけです。

逆に、血管にはあまり働かず、心臓に強く働いて脈の調節をするカルシウムチャンネル拮抗薬もあり、臨床現場では脈の乱れをとる薬としてよく使われています。ベラパミルなどがその代表です。

それでは、なぜカルシウムチャンネル拮抗薬がだるさや、うつ様症状を来たすのでしょうか？　血圧が下がり過ぎることでだるくなってしまうのでしょうか？

実は、脳内の神経細胞のカルシウムチャンネルとの関連はまだ明らかになっていませんが、カルシウムチャンネル拮抗薬が脳などの中枢の神経組織に働きかけて、気分を落ち込ませる可能性が指摘されています。うつ病の人にカルシウムチャンネル拮抗薬を飲んでもらったら、局所的に脳の機能や血流が落ちたという報告があります。詳細なメカニズムが完全に解明されているわけではありませんが、カルシウムチャンネル拮抗薬の服用によって、実際に、だるさ、うつ様症状、眠気を訴える人びとがかなりいます。

カルシウムチャンネル拮抗薬が引き起こすうつ症状は、本当のうつ病とは違い、「なんだかだるい。おっくうだ」というように、体が重いことを中心とした症状が多いとされています。もし、カルシウムチャンネル拮抗薬を飲み始めてから、「だるくてうつっぽい」あるいは「なんとなく眠いことが多い」と感じたら、主治医に相談してみてください。

降圧剤は、血圧だけでなく、精神症状に直接影響を与えるのです。高血圧は治療すべき病気ですが、現在では高血圧の薬も多種多様です。だるさが強いようならば、主治医に相談して別の種類の薬に替えてもらうといいでしょう。

まとめ

1 **カルシウムチャンネル拮抗薬**のカルシウムは**イオン**状態のカルシウムを指す。

2 カルシウムチャンネル拮抗薬は**血管壁**のカルシウムチャンネルの機能を拮抗阻害し、その結果、血管を拡張させる。

3 カルシウムチャンネル拮抗薬は、精神的副作用として**うつ症状**を来たすことがある。

4 選択的に**心臓**に働くカルシウムチャンネル拮抗薬もある。

Column 1　知っていると役立つ知識

●副作用の共通パターン・その1　薬の過剰作用

降圧剤で血圧が下がり過ぎたり、不整脈の薬で脈が遅くなり過ぎたり、糖尿病薬で血糖値が下がり過ぎたりすることなどです。

いつも飲んでいる薬でも、体調などによって効《き》き過ぎてしまうこともあります。また、ある薬が肝臓の機能を落とし、ほかの薬の分解を遅くしてしまうこともあります。

薬剤は血液のタンパク質と結合することもあり、それを見越して有効な量を決定しているのですが、栄養が悪く、タンパク質が少ないと効きめが強過ぎることもあります。

高齢者の場合は、体重も軽く、代謝も遅く、臓器の予備能も低いので、薬の量が成人の量でよいとは限りません。その人に合った適切な量に調節する必要があります。

●副作用の共通パターン・その２　アレルギー反応と免疫的反応

薬を飲んで、蕁麻疹《じんましん》が出るとか血圧が急に下がるといった反応です。血圧が急激に下がると、重症の場合には意識を失ってアナフィラキシーショックというアレルギー反応を起こすことがあります。どの薬でも起こりるスティーブンス・ジョンソン症候群の恐ろしさは本文（p.98）で書きました。

アレルギー反応は人それぞれで、同じ人でも体調で出てしまうことがあります。また、長年飲んでいて突然現われることもあります。コンビニでも薬を購入できるようになりそうですが、内服後の体調にはよく気をつけるようにしましょう。

●副作用の共通パターン・その３　主作用以外の作用の発現

薬剤は、多面的な作用をもっていることがあり、主な作用以外の作用が問題になることがあります。ＡＣＥ阻害薬による咳《せき》や抗ヒスタミン薬による眠気などがこれにあたります。このような作用は、言われてみなければ分からないことが多いので、本書でも積極的に取り上げました。

●副作用の共通パターン・その４　飲み合わせによる副作用

ニューキノロン薬は、非ステロイド性抗炎症薬と飲み合わせるとてんかん発作による意識障害や痙攣《けいれん》が起きやすくなります。このように、一緒の服用や注射を避けたい組み合わせもあります。また、薬同士ではないのですが、病気との組み合わせもあります。たとえば、伝染性単核球症という病気にペニシリン系薬剤を用いると、高率で発疹《はっしん》を来たします。伝染性単核球症は決して稀《まれ》な病気ではなく、若者がかかるＥＢウイルスによる風邪《かぜ》のような病気です。好発年齢と経口感染によるところから「キス病」とも呼ばれています。

熱が出たからといって、安易にペニシリン系薬剤を内服するとひどい発疹が出ます。発疹が出て慌《あわ》てて来院した患者さんを私も診《み》たことがあります。

2　高血圧の薬で歯槽膿漏に似た歯肉肥厚になる

【病名】高血圧、不整脈、てんかん
【副作用の症状】歯肉肥厚・歯肉増生（歯肉の盛り上げり）
【薬剤名】カルシウムチャンネル拮抗薬、フェニトイン、サイクロスポリン、塩酸ジルチアゼム

【再現ドラマ】

数年前、私は訪問医療をしていたので、さまざまなご家庭を訪ねました。その中に、高血圧と脳出血による片麻痺《かたまひ》があって自宅療養されている六〇歳台の男性がいました。奥さんとの二人暮らしで、私が伺《うかが》ったとき、もう五年ほど在宅医療を続けていました。

ある日私は、奥さんから、最近、夫の歯茎《はぐき》から出血することが多くて困っており、歯医者さんに診《み》てもらったら、歯槽膿漏《しそうのうろう》なので治らないと言われたそうです。そして、歯槽膿漏の予防はブラッシングが基本だ言われたので一生懸命ブラッシングしたそうです。しかし、「ブラッシングすればするほど悪くなるんです」とのことでした。

彼の口の中を見ると、上顎《あご》の内側から前歯の裏を埋め尽くすように歯肉が盛り上がっていました。口を「イーッ」としてもらうと、前のほうの歯肉も盛り上がっていました。ところどころ赤黒く出血し、下の歯茎も腫《は》れて、見るからに具合の良くない歯茎です。

すぐに、「これは普通の歯槽膿漏ではない」と思いました。歯肉の盛り上がり方が尋《じん》常《じょう》ではないのです。歯茎が炎症を起こして腫れているだけでないのは一目瞭然でした。

カルテを繰るとカルシウムチャンネル拮抗薬のニフェジピンが処方されていました。とても血圧が高いので、ほかの薬剤では下がりにくかったようです。これを内服してから血圧は落ち着いていました。カルシウムチャンネル拮抗薬は強力なので、こういう場合に処方されることが多いのです。おそらく脳出血の前からですから、すでに一〇年以上も内服しているようでした。

私は、神経内科の専門医としてたまにお邪魔するだけでしたので、この処方はいつも訪問している内科医によるものでした。ニフェジピンによる歯肉肥厚《しにくひこう》が疑われたので、その医師に話して、利尿薬を加え、カルシウムチャンネル拮抗薬とは別種類のアンジオテンシンⅡレセプターブロッカー薬という降圧剤を処方するようにお願いしました。血圧をきちんと下げる作用が知られている組み合わせの処方です。

翌月伺うと、処方はきちんと変更されており、血圧も落ち着いていました。歯肉のほうは相変わらず盛り上がっていましたが、出血は少し和《やわ》らいだとのことでした。
歯科医にも報告し、適切なブラッシングの指導をお願いしました。その後、少しだけ歯肉が元に戻ったとの報告をいただきました。

歯周病や歯槽膿漏と間違われやすい症状

このように、ニフェジピンなどのカルシウムチャンネル拮抗薬によって、歯の根元から歯茎がムクムクと盛り上がってくることがあります。これを歯肉肥厚や歯肉増生と呼びます。進行すると、歯の根元が歯肉で埋まるような状態になります。

本来の歯肉よりも傷つきやすいので、ブラッシングで容易に出血します。また、盛り上がった部分と歯の間に歯垢《しこう》がたまりやすく、二次的な感染を来たすこともあります。そのために歯周炎や歯槽膿漏と間違われてしまいます。また、一度肥厚してしまうとなかなか良くなりません。少し肥厚してきて歯肉出血などが見られたら、薬剤を変更すべきです。

発生頻度はあまり高くなく、〇・一～五％程度といわれていますが、詳しいことは分かっていません。軽い症状もカウントすれば、実際はもっと多いかもしれません。友人の歯科医によると、「よく見かける」そうです。なお、移植後の免疫抑制剤のサイクロスポリンと一緒に内服した人の歯肉肥厚の発生頻度は、五一％にまで跳ね上がるという報告もあります。

カルシウムチャンネル拮抗薬がコラーゲン線維の分解を抑制？

それでは、なぜ、歯肉が盛り上がってくるのでしょうか。そのメカニズムははっきりしていませんが、いくつかのことが考えられています。

まず、カルシウムチャンネル拮抗薬が歯茎の「線維芽《せんいが》細胞」の中のコラーゲン線維の分解を抑制するからではないか、と考えられています。その結果、分解されずに残ったコラーゲンの容積が増えて、歯茎が盛り上がってくるのではないかというのです。

線維芽細胞とは何でしょうか。私たちの体は、ひとつで大切な機能を担っている細胞から、体の隙間《すきま》を埋める細胞、たとえば脂肪細胞のようなものまで、さまざまな細胞から成り立っています。その細胞の中に線維芽細胞という種類があります。これは、皮膚《ひふ》が傷つけられたとき、傷がくっついて治るために大切な細胞です。分裂を急速に繰り返し、傷口から這《は》い出してきて、相手方と握手して傷を治すのです。

線維芽細胞は紡錘《ぼうすい》型の細長い細胞で、その名のとおりコラーゲンという線維を細胞の中や外に作ります。その線維を使って、離れたところの組織を引き寄せてくっつけるのです。また、細胞同士の隙間を埋めながら丈夫な組織にする働きもしています。この線維芽細胞も、ほかの細胞と同様に、常に（特にケガをした部分などでは盛んに）増殖と崩壊吸収を繰り返しています。

カルシウムチャンネル拮抗薬は、線維芽細胞中のコラーゲンの崩壊吸収を阻害するのではないかと考えられています。その結果、線維が増えて容積が増し、歯茎が盛り上がってしまうのです。このような硬いコラーゲンが歯茎の細胞の中や間に溜《た》まってしまうので、薬を止めてもすぐには改善しないと考えられています。

さらに、歯の周りの細菌が薬とともに悪さをしている可能性が指摘されています。歯肉が造成されると歯茎に細菌が繁殖し、歯肉がさらに造成されるという悪循環に陥ります。適切な歯垢の制御つまりプラークコントロールで歯肉増生が抑制されることが報告されています。

歯肉肥厚を来たす薬剤は、カルシウムチャンネル拮抗薬だけでなく、抗てんかん薬のフェニトインが有名です。また、先ほど出てきた免疫抑制薬のサイクロスポリンや坑不整脈薬の塩酸ジルチアゼムなどでも起こることが知られています。

歯肉肥厚は、それ自体は痛みなどを伴わないため、外見的に目立ってきて初めて気づくのがほとんどです。しかし、悪化すると、再現ドラマに登場した男性のように、自然に出血を繰り返したりします。あるいはブラッシングで容易に出血し、歯槽膿漏と間違われることも多いようです。

何十年も内服している人では、歯の表面にまで歯肉が増生してしまい、食事がとれなくなってしまった人もいます。こうなっては、外科的手術をせざるをえません。ぜひ、その前に気づく必要があります。

カルシウムチャンネル拮抗薬を服用している人は、時どき鏡の前で歯を「イーッ」として、よくチェックするとよいでしょう。

まとめ

1 **カルシウムチャンネル拮抗薬**で**歯肉肥厚**や**歯肉増生**を来たすことがある。これは、カルシウムチャンネル拮抗薬が線維芽細胞の**コラーゲン**（線維）の分解を抑制することによる。

4 **抗てんかん薬のフェニトイン**でも同様の症状を来たすことがある。

3 カルシウムチャンネル拮抗薬による歯肉増生は、サイクロスポリンのような**免疫抑制薬との併用**で悪化することがある。

Column 2 知っていると役立つ知識

●血液検査・その1 3つの検査系

血液検査は、ある臓器が障害された場合にその目印となるものはないかと、多くの研究者や医師が必死になって探し求めた成果です。

採血した血液は複数の試験管に分け、血液が固まるのを待って上澄《うわず》みを調べたり、血液が固まらない薬を入れて成分を浮かせて調べたりします。ですから、血液を固まらせるのに失敗したりすると、データに大きな誤差が出てしまいます。

検査結果は、一般には肝臓や腎臓など、臓器別に説明されています。しかし私は、分かりやすく説明するために、これとは別の観点から、①漏《も》れ出し系（逸脱酵素系）、②排出系、③バランス系（ホメオスタシス系）の3つに分類しています。

この後のColumnで、これらについて順次説明します。

3 高血圧・不整脈の薬でインポテンスになる

【病名】高血圧、不整脈、心不全
【副作用の症状】勃起機能低下、喘息発作、気分の落ち込み
【薬剤名】ベータブロッカー

【再現ドラマ】

ある日、四〇歳台の患者さんに外来で相談を受けました。

「こんなこと訊《き》いていいかなぁ。先生には頭痛で診てもらっているんだけど、ちょっと聞いてくれないかなぁ」と、何か悩みごとがあるようです。ちょっと伏し目がちにして、小さな声でこう言います。

「実はね、最近あっちのほうが元気ないんですよ。四〇台で元気がないっていうのは切実な問題ですよ、先生。申し訳ないんですがバイアグラを出してくれませんか」

本当に切実な問題です。さて、どうしたものかなと思いました。高血圧や心臓病の患者さんには、簡単にバイアグラを出すことはできません。彼は心臓を診《み》る循環器内科に

もかかっています。ん？　循環器……？

私はカルテの別ページに記されている循環器内科の処方を見ました。彼は血圧が高く、不整脈もあったので、ベータブロッカーという薬を処方されていたのです。ベータブロッカーは不整脈や心不全（心臓のポンプの働きが落ちる病気）の治療にも使われる、ひじょうに有用な薬です。高血圧と不整脈の両方の治療も兼ねている、とてもスマートな処方だと思いました。

元気で暮らせても奥さんと仲良くできなくてはなぁ、と思い、「循環器内科で出してもらっている薬が原因かもしれません。薬自体は絶対に止められないので、勝手に止めたりしないでください。その代わり循環器内科の先生に手紙書きますから」と話しました。

彼が、「ワラにもすがる思いです」と了解してくれたので、患者さんの切実な訴えも添えて、ベータブロッカー以外の選択肢はないかという手紙を循環器の医師宛てに書きました。しばらくバイアグラは保留です。

数日後、廊下ですれ違ったとき、循環器内科の医師はニコニコしながら、「先生の患者さん、薬を替えておきました」と声をかけてくれました。

数カ月後、その患者さんが外来にやって来ました。血圧を測定してから頭痛について訊くと、「頭痛はなく快調です」とのことでした。血圧も大丈夫です。しかし、インポテンスのことについては、聞けませんでした。身支度をして診察室を出るときに、彼はドアノブに手をかけたまま振り向いてニヤッと笑い、「先生、あっちのほうも元気が戻ったよ。また来るね」と言って帰って行きました。

私はほっと胸をなでおろしました。バイアグラのお世話にならずにすんだのです。

ベータブロッカーはアドレナリンの作用を抑える薬

壮年期の男性にとって、性能力の低下（インポテンス）は切実な問題だと思います。体力がちょうど下り坂になる微妙な年代です。「男の更年期」などといわれ、自信をなくしやすい年齢でもあります。そんなときにインポテンスになっては、落ち込んでしまうわけです。週刊誌にもときどき特集が載るほどです。

ベータブロッカーによるインポテンスは、五％程度の頻度とされていますが、調査が難しいこともあって正確な数字は公表されていません。ちなみに、ベータブロッカーは男性だけでなく、女性についても性欲減退や膣粘液量の減少などが報告されています。

ベータブロッカーがペニスの血管に働きかけて、勃起を抑制してしまっていることがひとつの原因だと考えられています。しかしながら、その副作用のメカニズムははっきりしてい

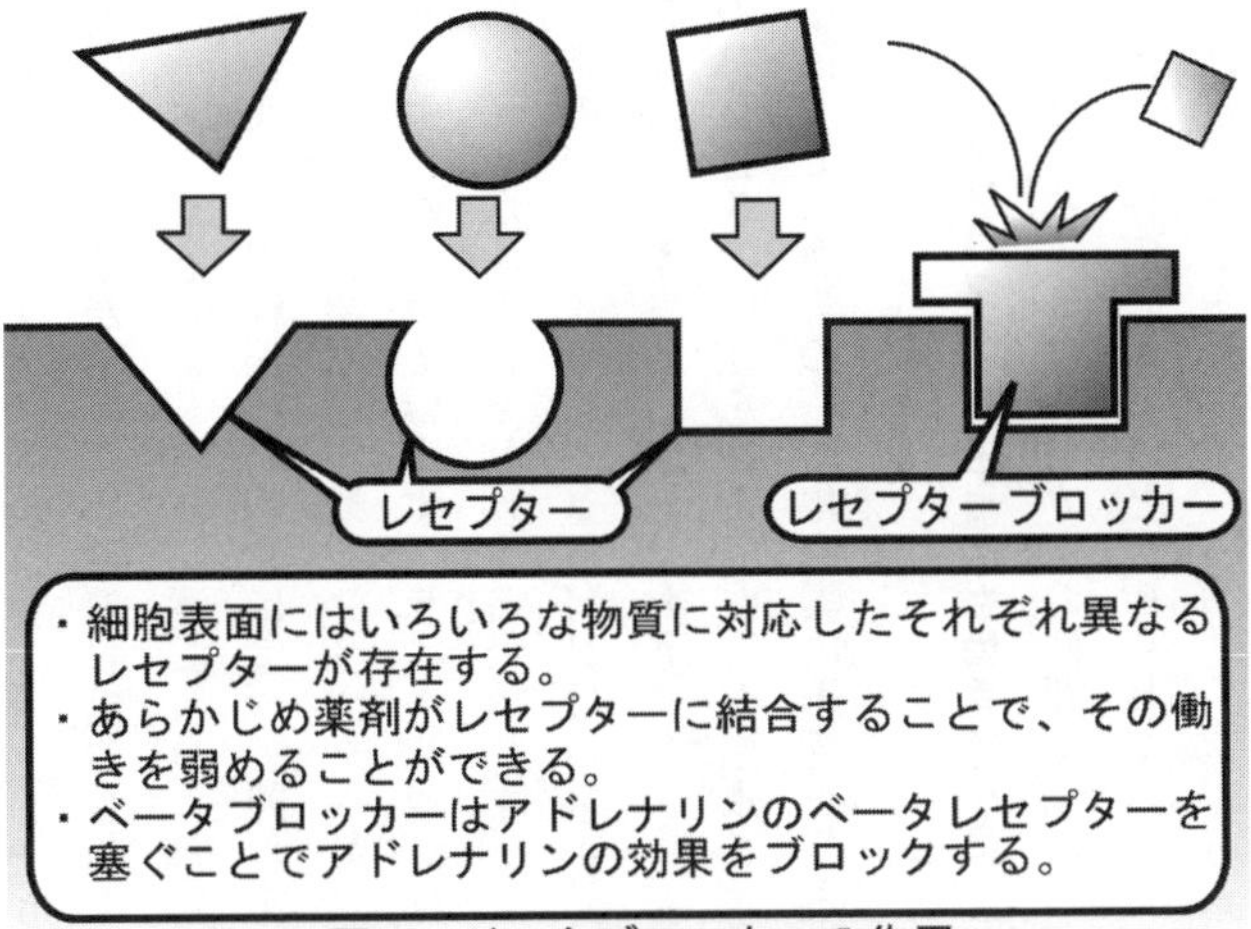
レセプター
レセプターブロッカー
・細胞表面にはいろいろな物質に対応したそれぞれ異なるレセプターが存在する。
・あらかじめ薬剤がレセプターに結合することで、その働きを弱めることができる。
・ベータブロッカーはアドレナリンのベータレセプターを塞ぐことでアドレナリンの効果をブロックする。

図２　ベータブロッカーの作用

ません。

ベータブロッカーは、アドレナリンの受け皿（レセプターまたは受容体という）のひとつであるベータレセプターをブロック（阻害）することから名づけられた薬剤です。

アドレナリンという物質は、細胞の表面にあるレセプターにくっつくことで、体にさまざまな変化をもたらします。血管を強く収縮させたり、脈拍数を上昇させたりします。

アドレナリンのレセプターにはα（アルファ）とβ（ベータ）があります。血管にはアルファレセプターが存在し、心臓や喉《のど》から肺までの空気の通り道（気管）にはベータレセプターが存在しています。

ベータブロッカーを服用すると、ベータブロッカーが心臓に存在するレセプターを先に埋めてしまいます。その結果、アドレナリンは心臓のレセプターに結合することができず、心臓の脈拍数が落ち、心臓の収縮力も弱まって血圧が落ち着いていくのです。

一方、勃起には一酸化窒素（NO）という物質が重要な役割を果たしていることが知られています。男性が性的刺激によって興奮すると、体内伝達物質である一酸化窒素が放出されます。一酸化窒素は、サイクリックGMP（c－GMP）という物質を介して血管を拡張させる働きをもっています。サイクリックGMPが陰茎海綿体の血管の平滑筋を緩めてペニスの容積を増すことで勃起するわけです。

その後、サイクリックGMPはホスホジエステラーゼ－タイプ5（PDE5）という酵素によって分解され、勃起はおさまります。バイアグラは、このサイクリックGMP分解酵素のPDE5の働きを抑えて血管を拡張させ、陰茎容積を維持するわけです。ベータブロッカーは、この血管の一酸化窒素に影響を与えることが知られています。

ベータブロッカーは中枢にも働きかける

また、ベータブロッカーの仲間で脳に届きやすいプロプラノロールという薬剤は、記憶力を落とす作用のあることが知られています。このように、ベータブロッカーは中枢にも働きかけることがあります。

本態性振戦《ほんたいせいしんせん》という、手などが震《ふる》える中枢神経由来の良性の病気があります。この震えにはベータブロッカーが良く効くことが知られており、治療でよく使われています。このことからも、ベータブロッカーは心臓だけでなく脳にも働きかけることが分かります。

したがって、ベータブロッカーは中枢に働きかけ、勃起のメカニズムを抑制しているともいわれています。ベータブロッカーによる気分の落ち込み、やる気の減退、うつ症状も報告されています。女性の性欲減退も来たすことから考えると、脳に働きかけて中枢性の性欲減退をもたらしているのかもしれません。

また、気管を広げることも、アドレナリンのベータレセプターの大切な働きです。ベータブロッカーはこのレセプターの働きを弱め、人によっては気管が狭くなって喘息《ぜんそく》発作を起こすこともあります。心臓の薬が、息を吸ったり吐いたりする呼吸器に影響を与えるのです。このことも知っておくとよいでしょう。

しかし、ベータブロッカーには、不整脈を抑えたり心臓の負荷を軽減したりする良い作用がたくさんあります。信頼性の高さから、麻酔《ますい》下での血圧のコントロールや救急医療でもよく使われています。

日本の医師はカルシウムチャンネル拮抗薬が大好きで、ベータブロッカーをあまり用いないという話も聞きますが、私はひじょうに有用な薬剤だと考えています。

インポテンスに陥ったからといって、自分の判断で服用を止めるのはたいへん危険です。
米国では、日本よりもベータブロッカーによるインポテンスのことがより知られています。ベータブロッカーを内服しているというだけで、精神的にインポテンスになったという報告すらあります。このように、インポテンスは精神的な影響も大きく受けます。原因がベータブロッカー以外にあることも考えられます。ベータブロッカーにもたくさんの種類がありますし、ほかの不整脈や心臓の薬もあります。血圧の薬もいろいろな種類があります。まずは、恥ずかしがらずにぜひ主治医に相談しましょう。

まとめ

1 ベータブロッカーは**勃起機能の低下**を起こすことがある。これは、ベータブロッカーによるペニスへの直接的影響と、**中枢（脳）**に対する影響ではないかと推測されている。
2 バイアグラは、陰茎の酵素を阻害することにより、**サイクリックGMP**を増加させる。
3 ベータブロッカーは**脈拍数を減少**させたり、不整脈を出しにくくしたりして心臓を守る重要な薬である。そのため、急に止めることはたいへん危険である。医師と相談のうえで**薬を変更**する必要がある。
4 ベータブロッカーは、うつなどの**気分の落ち込み**や**喘息発作**を起こすこともある。

4 抗うつ薬で起立性低血圧になる

【病名】 うつ病
【副作用の症状】 起立性低血圧症（立ちくらみ）
【薬剤名】 三環系抗うつ薬のアミトリプチリン

【再現ドラマ】

私が大学病院に勤務しているときに、立ち上がると倒れてしまう、うつ病の中年女性を診たことがあります。ベッドから立ち上がると気を失い、崩《くず》れるように倒れてしまうのです。そのため、ほとんどベッドの上で過ごすことを余儀なくされていました。うつ病は良くなってきているのですが、移動ができないために退院できなかったのです。

そういうわけで、「うつ病のほかに脳内に異常はないか」と、神経内科で診察することになったのです。そこで、いくつかの検査をし、一週間後に再会する約束をしました。

翌週お会いしたのは、冬の晴れた日でした。彼女の横顔に落ちていたブラインドの影を今でもよく憶えています。その日の彼女は調子が良かったので、いろいろなお話を聞くことができました。その中に、「気を失うときは必ず目の前の色が消えて、フッと血の気がなくなる」という言葉がありました。この一言が大きなきっかけになりました。

よく調べてみると、寝ているときと立っているときの血圧が三〇㎜Hgも違うのです。強烈な血圧の変化を示す患者さんでした。

精神科の医師と相談して薬の種類を替えたところ、立ち上がっても倒れることはなくなり、症状がおさまったところで退院となりました。

「同じ種類の薬を同じ量飲んでいても大丈夫な人が多いのに……」と、精神科の医師も薬に対する個人差の大きいことにびっくりしていました。

自律神経が血圧を自動的にコントロールしている

三環系《さんかんけい》抗うつ薬のアミトリプチリンなどを飲んでいると、立ち上がったときに気を失ってしまうことがあります。座っているときにはなんでもなかったのに、立ち上がったときにバタンと倒れてしまうのです。あるいは、ベッドで寝ているときは大丈夫でも、さあ起きようと立ち上がったときに、目の前が暗くなって倒れてしまうこともあります。突然倒れるので骨折の危険性も伴います。

突然倒れて救急車で運ばれることもあります。病院に搬送されて、いろいろな検査をしたり心電図をとったりしても原因が分からず、「大丈夫じゃないでしょうか」と言われて帰宅します。するとある日また、立ち上がったときにバタンと倒れてしまうのです。

いったい何が起きているのでしょう。うつの薬の効き過ぎで意識を失ってしまうのでしょうか?

実は、うつ病の治療に使われる抗うつ薬が「起立性低血圧」を引き起こすことがあるのです。起立性低血圧とはあまり聞き慣れない言葉ですね。

ヒトの体はとても精巧にできていて、体の状態を一定に保とうとするシステムが働いています。たとえば、体温、血圧、眼に入ってくる光の量、内臓の動きなどです。

体温はとても重要です。体の中のいろいろなシステムは化学反応によって支えられています。その際、体温が適切な値より上がっても下がっても、この化学反応に支障が出てしまいます。ですから、知らず知らずのうちに暑いときには汗をかき、寒いときには皮膚《ひふ》表面の血管を収縮させることで、体温を一定に保っているのです。

このような、意識下での体の環境を一定に保つようにコントロールしてくれているのが自律神経です。自律神経はその名のとおり「自律」的に働いています。私たちは汗をかくときに、「さて、暑いから汗でもかこうか。毛穴をひらいて汗を分泌しよう」などとは思いません。暑ければ勝手に汗が出てきます。涼しくなると汗は自然に止まります。

体温の上昇を感知すると、自律神経が指令を出して汗腺《かんせん》から水分を分泌し、汗をかかせます。そして、体温が下がると汗の分泌を止めるのです。

これと同じことが血圧についてもいえます。体の臓器は血液によって支えられています。血液は体のさまざまな臓器に酸素やブドウ糖などの栄養分を運んでいます。血圧が下がると臓器へ分布する血液量が低下し、臓器の機能は低下してしまいます。

ちょうど水道のシステムと同じです。水道管にはいつも一定の圧が加わっています。そのため、蛇口をひねれば水が出てくるわけです。ところが、その圧が下がってしまうと、いくら蛇口をひねっても水は出てきません。血圧も同じで、血管内の圧力は心臓の拍動によって波はありますが、必ず一定の圧が存在しています。

自律神経は、血管の太さを調節することで血圧がなるべく一定になるようにしています。特に体の重要な臓器には必ず血液を送れるようにがんばっています。

大ケガをして出血し、血液の量が減ったときには、自律神経は何をするのでしょうか？ 手や足の血管を極端に細くすることで血管の容積を小さくし、大切な内臓や脳へ行く血液量が減らないようにするのです。とても巧妙な仕組みですね。これを学生のころに生理学で勉強したときに「凄い！」と思い、びっくりしたものです。

脳は大量の栄養や酸素を要求する臓器なので、いつも必ず一定量の血液が流れ込む必要があります。だから、脳の血管（動脈）は必ず一定の血圧が保たれるようになっています。

急に立ち上がったとき、血液は重力に引っ張られてドッと足に流れ込み、脳へ行く血液量が減り、脳の機能は低下してしまいます。しかし、普通はそうなりません。自律神経がこのような状況に陥るのを防いでくれているのです。「立ち上がったぞ、血圧が下がり始めたぞ」と感知すると、自律神経はものすごいスピードで足の血管を収縮させ、脳へ行く血液量を確保するのです。

三環系抗うつ薬と起立性低血圧症の関係

立ったときに脳に行く血流が減らないようにする調節がうまくいかない状態が、起立性低血圧症です。起立すると血圧が下がってしまうので、この名が付けられました。起立性低血圧症の人は、立ち上がったときに血圧が下がってしまいます。そうすると脳への血流量が保てず、一過性の脳の機能障害が起きて気を失ってしまうのです。

目の前が白黒になったり暗くなったりするのは、脳の機能が落ちてきた証拠なのです。さらに血液量が低下すると意識を失ってしまいます。

三環系抗うつ薬と呼ばれる薬剤は、高度の起立性低血圧症を来たすことがあります。座った状態では一三〇／八〇㎜Hgくらいなのに、立った状態では八〇／一㎜Hg（マイナスは下の血圧が測れないほど低いという意味です）になってしまいます。

もともと血圧の低い人であれば、脳にも準備ができています。しかし、流れ込む血液量が急激に減ってしまうと脳の準備が間に合わず、機能障害を来たしてしまうのです。

倒れて救急車で運ばれたときに寝た状態で血圧を測ると、体のほうが脈拍数をあげて自動的に良い血圧に戻してしまっているので、そのときには異常が見つからないことがほとんどです。心電図やレントゲン写真、血液検査でも異常は見つかりません。脳波を詳しく調べても、また、CTスキャンで頭の輪切り写真を撮っても異常が見つからず、「精神的なもの」にされてしまうことが往々にしてあります。

抗うつ薬が起立性低血圧症を来たす原因はまだはっきり分かっていません。血圧の変化の感知、素早い脚《あし》の血管への収縮の指令出し、脚の血管の収縮など、抗うつ薬はこの素早い反応のどれかに、あるいは複合的に影響しているものと考えられています。

最近ではたくさんの種類の抗うつ薬が開発されています。もし、うつの薬を飲んでいて気を失ってしまうようなことがあったら、起立性低血圧症を調べてもらう必要があります。

「自律神経失調症」を連発する医者には要注意

自律神経の名誉のために、少し脇道にそれることをお許しください。

「奥様方」と呼ばれる人びとが更年期障害の年代にさしかかると、必ずと言っていいほど「自律神経失調症」とされます。さらには、グルグル目が回るメニエル氏病のような耳鼻科的なめまいまでもが「自律神経失調症」とされてしまいます。

原因のはっきりしない漠然とした体の不調に対する入れ物として、「自律神経失調症」が用いられているのです。本当は胃腸炎による食欲低下であったり、運動不足による緊張性頭痛だったりしても「自律神経失調」です。ひどい場合には、脳梗塞《のうこうそく》によるふらつきを「自律神経失調だ」と言われていた人もいました。これは、厳密には誤った判断です。

先ほど話したように、自律神経は体の状態を一定に保つ神経で、解剖学的にもきちんと存在するものです。決して漠然としたものではなく、ましてや精神的なものではありません。

ですから、もし「自律神経失調症」と言われたら、「自律神経の機能のうち、○○の症状を来たしているので自律神経失調症ですね」と、ぜひ主治医に訊《たず》ねてください。

発汗が少ない、瞳孔《どうこう》の左右差がある、起立性低血圧があるなど、きちんとした自律神経の障害がある場合に、初めて自律神経失調という診断がつくのです。

なんでもかんでも自分のせいにされてしまう自律神経がかわいそうです。私たちが寝ているときも起きているときも、一生懸命に体を守ってくれている神経なのですから……。

なお、実にまぎらわしいことに、日本ではさまざまなはっきりしない「愁訴《しゅうそ》」（不定愁訴ともいわれる「いやな症状」）を自律神経失調症と名づけてもよいことになっています。ですから、「不定愁訴に対する不安を取る薬の処方」の意味で、「自律神経失調症における不安を取る薬の処方」と述べても、あながち間違いではありません。

でも、「自律神経の本当の仕事は、交感神経と副交感神経の織りなす絶妙なハーモニーのうえに成り立つメカニズムである」ことだけは、ぜひ心にとめておいてください。そのところをいい加減にして、なんでも「自律神経失調症」と診断する医者の逃げ道にしてはいけないのです。本当の病気が隠れている可能性もあります。「自律神経失調症」を連発する医者は要注意です！

まとめ

1 うつの薬で**起立性低血圧**が起こることがあり、立ち上がったときに気を失うこともある。特に、**三環系抗うつ薬**と呼ばれる薬で起こりやすい。

2 起立性低血圧は、**座っているときと立っているときの血圧の差**を見ることで目安をつけることができる。

3 **自律神経**は人間の血圧や体温などを一定に保つように調節しており、自律神経の働きが障害されている状態を**自律神経失調症**と呼ぶ。

5 高脂血症の薬で「こむら返り」になる

【病名】高脂血症、動脈硬化、高コレステロール
【副作用の症状】こむら返り、太ももの痛み、濃い茶褐色の尿、だるさ
【薬剤名】スタチン系のプラバスタチン、シンバスタチン、アトルバスタチン、ピタバスタチン

【再現ドラマ】

Gさんは、会社勤めをしている六〇歳台の男性です。スタチン系薬剤といわれるもので高脂血症の治療をしていました。

あるとき、「足がつって痛い」と訴えて、テニスウエアのまま来院しました。炎天下で数時間のシーソーゲームを戦ってきたそうです。ふくらはぎを押すと痛み（「把握痛」といわれるものです）があるし、少し脹れているようです。

緊急に採血したところ、ＣＫ（クレアチンキナーゼ）が正常値の数倍に上がっていました。筋肉が壊れると、筋肉から漏《も》れ出したＣＫという成分が増えるので、筋肉のダメ

ージを知ることができます。テニスの影響かもしれませんが、薬の影響も否定できません。念のため、いったん内服を中止することにしました。

翌週採血するとCKは改善していたので、ご本人と相談してスタチン系薬剤を再開しました。翌月もチェックしましたが正常値でした。その後も念のため二カ月おきぐらいで採血をしましたが、CKが再上昇することはありませんでした。

Gさんは、その後会社を辞《や》め、奥さんと悠々自適の生活をするようになりました。ご自宅から四キロほど離れた家庭菜園でトマトなどの野菜を作っています。晴れた日も雨の日も歩いて家庭菜園に行って農作業をし、自分で作った野菜を食べ、付き合い酒ではない、適量のお酒を楽しんでいます。さらよいことに、スタチン系薬剤がいらなくなってしまったのです。実は、同じように健康的な生活をしている奥さんも、近くの医師から処方されていた高脂血症の薬が不要になったと言われたそうです。

内服をやめた後は、テニスをしても足がつることはなくなりました。ときどき採血して筋肉の様子を調べる必要もなくなったのです。

きれいにガーデニングが施された庭でのホームパーティーの写真を見せていただいたときには、本当によかったと思いました。自分で作ったトマトをカゴに山盛りにして持っている姿は、イタリアンレストランのシェフのようで、とてもサマになっていました。

スタチン系の高脂血症薬で横紋筋融解症になることがある

プラバスタチンやシンバスタチンなどのスタチン系のコレステロールを下げる高脂血症の薬によって、筋肉が壊れてしまうことがあります。自覚症状は、こむら返り、太ももの痛み、力の入りにくさ、筋肉の腫れなどです。濃い茶褐色の尿が続く場合も注意が必要です。このようなときには筋肉が壊れてきているのかもしれません。Gさんの場合は、薬剤を内服していたところに、激しいテニスによる負荷がかかったからではないかと思っています。

手足の筋肉は、大きな力を出せる横紋筋《おうもんきん》です。顕微鏡で見ると横にシマシマ（紋）が見えるので、シマシマのない内臓の筋肉の平滑筋《へいかつきん》と区別して、横紋筋と呼びます。スタチン系の高脂血症の薬は、この横紋筋が壊れて融けていく横紋筋融解症といわれる病気の原因となることがあるのです。横紋筋融解症の特徴は、筋肉の腫れや痛みと、筋肉から出てきたミオグロビンという物質が尿から出てくるミオグロビン尿症が見られることです。ミオグロビンは赤茶色をしているので、尿が濃い麦茶のような色になります。

筋肉に痛みが出ることが多いのですが、筋肉にほとんど痛みがなく、手足への力の入れにくさだけだったり、こむら返りを繰り返したり、「腰に力が入らない」ことを自覚することもあります。また、全身倦怠感のようなだるさだけのこともあります。

横紋筋融解症は、筋肉に障害が出るだけではありません。筋肉から融《と》け出したミオグロビ

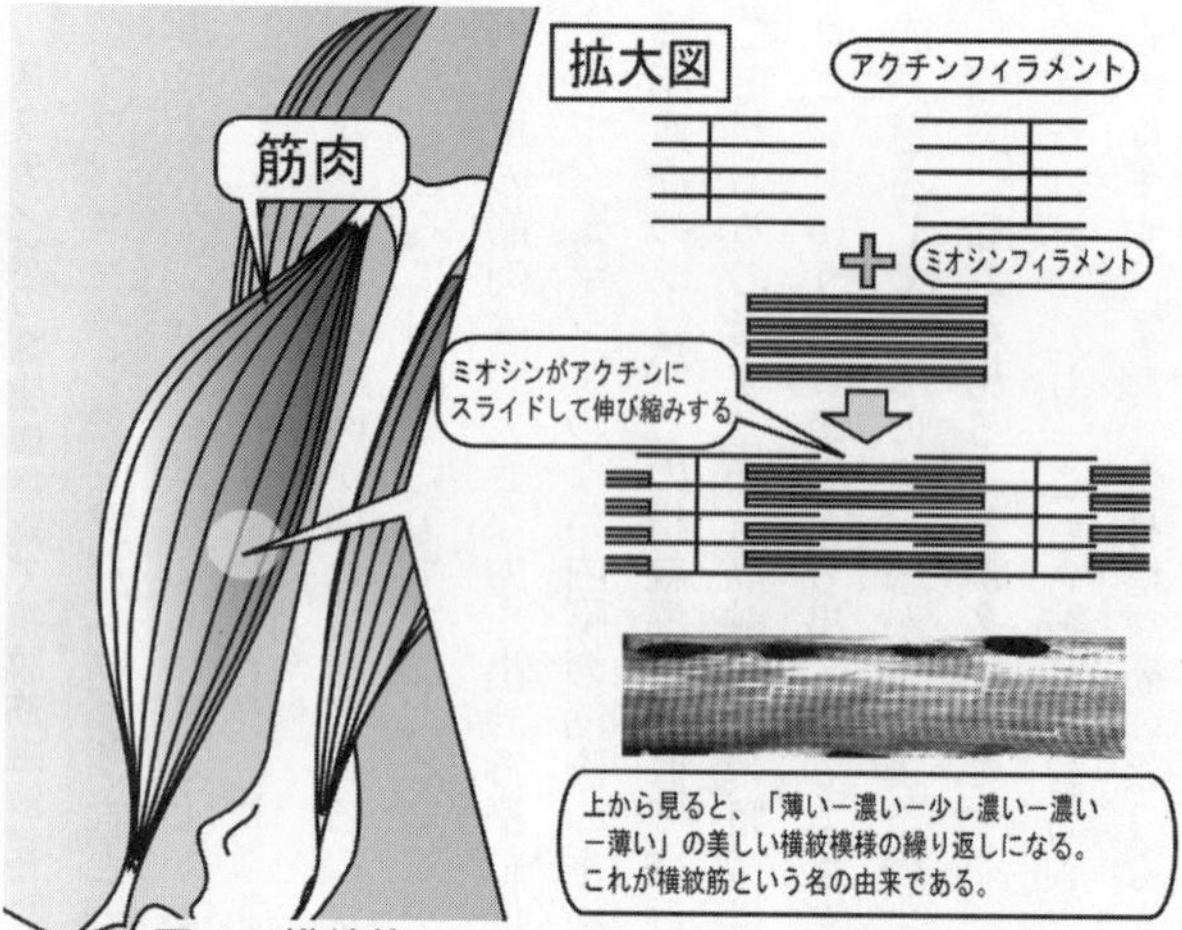
筋肉
拡大図
アクチンフィラメント
ミオシンフィラメント
ミオシンがアクチンにスライドして伸び縮みする
上から見ると、「薄い－濃い－少し濃い－濃い－薄い」の美しい横紋模様の繰り返しになる。これが横紋筋という名の由来である。

図３　横紋筋（写真は久保起与子先生のご厚意による）

ンが腎臓に目詰まりを起こして腎不全を来たし、命にかかわることもあります。このようなときには、点滴による水分補給を行ない、徐々にミオグロビンを腎臓《じんぞう》から排泄させる治療をしなくてはなりません。そのため、早期発見がひじょうに重要です。

かつて、セリバスタチンという高脂血症の薬剤を飲んでいて高度の横紋筋融解を起こした患者さんがたくさん発生したので、この薬は市場から姿を消してしまいました。しかしその後の大規模調査で、ほかのスタチン系薬剤と比べて副作用が特に多いわけではなかったことが証明されたのですが……。

現在では、比較的安全とされているスタチン系の薬剤が使用されていますが、程度の差はあれ、横紋筋融解症はスタチン系の薬剤に共通の副作用であり、どの薬剤でも注意が必要です。

従来の薬剤とは異なり、スタチン系薬剤の内服によってコレステロール値は明らかに下がります。スタチン系薬剤のプラバスタチン（メバロチン）が登場したとき、私たち医師は、「内服で高脂血症がこんなに改善するなんて……」と、その効果に目を見張ったものです。

また、スタチン系薬剤によって高脂血症をきちんと治療すると、動脈硬化が抑えられて心筋梗塞のリスクが下がることが報告され、その有用性がアピールされるにつれ、使用量にますます拍車がかかりました。また、採血をしてコレステロールが正常値を超えていればすぐにスタチン系薬剤を処方するという単純な発想も、使用量の上昇に拍車をかけました。

その結果、ひじょうに多くの人びとに処方されるようになりました。たぶん本書の読者の中にもたくさんおられるのではないでしょうか。

しかし、Gさんのように、生活を変えるだけでコレステロール値は正常化するので、薬よりも生活習慣を改めることを優先すべきです。また、更年期女性のコレステロール単独高値は、ある意味で生理的なものなので、薬剤は不要であるという報告もなされています。

さて、スタチン系薬剤による横紋筋融解症ですが、その発生頻度は〇・四％以下とたいへん低いことが知られています。しかし、これを内服している人がとても多いことが問題です。一〇〇〇人いれば四人に危険性があるということです。日本では、数万人以上がスタチン系薬剤を服用していると推定されています。

スタチン系薬剤による横紋筋融解症のメカニズムには、まだ定説はありませんが、次のような説があります。

スタチン系薬剤は、ＨＭＧ－ＣｏＡという酵素を阻害することによって、肝臓でのコレステロールの産生を抑制します。このＨＭＧ－ＣｏＡという酵素は、筋肉では大切なユピキノンの合成にも重要な働きをしています。そのため、ＨＭＧ－ＣｏＡを阻害するとユピキノンが作れなくなり、筋肉がダメージを受けるというものです。

ほかに、スタチン系薬剤が直接筋肉にダメージを与えるという説もあります。

早期発見の手がかりと検査法

先ほど話したように、横紋筋融解症は筋肉に障害が出るだけでなく、腎臓の機能不全を来たして命にかかわることもあるために、早期発見がひじょうに重要です。それでは、どのようにしたら横紋筋融解症を早期発見できるのでしょうか。

横紋筋融解症の早期発見には、まず自分のコンディションを知ることが大事です。特に、筋肉のこわばり、痛み、こむら返りなどの「筋肉のつり」に気をつけましょう。いつもの散歩なのに足が重い、張る、痛みが強い、などが手がかりになります。

また、尿の色が濃くなっていないかにも注意してください。筋肉の崩壊によるミオグロビン尿かもしれません。外来ですぐに検査できます。

医師は、スタチン系薬剤を服用している患者さんから筋肉の不調を訴えられると、「横紋筋融解では？」と不安になり、採血します。スタチン系薬剤で横紋筋融解症が起こることは、発生頻度が低いにもかかわらず、医師の間ではとても有名だからです。

この検査では、筋肉内に多く存在する先ほどのCKがマーカー（指標）として用いられます。心筋梗塞でもCKは上昇するので、まずCK値を測定し、値が高い場合はさらにどの種類かを詳しく調べます。CKは、いろいろな臓器で特定の化学反応を行なっている酵素のひとつです。同じ反応を司《つかさど》るCKでも、臓器によって種類が異なり、これら似て非なる酵素を「アイソザイム」といいます。いわば色違いのようなものです。

CKのアイソザイムには、大きく分けてMM、MB、BB型の三種類があります。骨格筋と呼ばれる手足の筋肉から出てくるCKはMM型であり、心臓から出てくるものはMB型です。ちなみに、あまり臨床では用いられませんが、脳に少量のBB型のCKがあります。

このアイソザイムを調べることで、障害を受けた臓器を特定することができます。たとえば、CKが高いときにアイソザイムを測定したらMB型だったとすると、多くの場合は心筋梗塞と考えます。

また、膵臓《すいぞう》ではアミラーゼという酵素がマーカーとして用いられますが、アミラーゼのアイソザイムには唾液腺型と膵臓型があります。アミラーゼの値が高くて膵炎かと思ってアイソザイムを測定したら唾液腺からだったということもあるのです。詳しくは、コラム3の「漏れ出し系」（60ページ）を参照してください。

一般に、CK値が正常値上限の一〇倍を超えたら薬剤の投与は中止すべきです。また、数倍を超える場合は注意観察し、CK値を追跡測定する必要があります。

また、筋肉から放出されたミオグロビンというタンパクが尿中に排泄されるので、尿のミオグロビンも測定することがあります。あまり多いと腎臓が目詰まりしてしまうのです。

CKはいったん下がっても再び上昇することがあるので、数カ月おきに採血による追跡が必要です。筋肉は、使うことによっても障害を受けます。登山、荷物運び、スポーツなど、激しい運動の後でCKが高い値を示し、ミオグロビン尿症が出現することがあります。

スタチン系薬剤を内服していて筋肉が脆弱《ぜいじゃく》になっている場合には、筋肉の運動負荷がきっかけとなって横紋筋融解症を誘発する可能性があります。

特別なスタチン系薬剤と魚油（EPAとDHA）

横紋筋融解症という困った副作用をもつスタチン系薬剤ですが、ここにきて数千人規模の臨床試験で、プラセボ（201ページのコラム10を参照）を内服した人と実薬を内服した人の横紋筋融解症の頻度が変わらないという結果が出た画期的なスタチン系薬剤が登場しました。それは、フルバスタチン（ローコール）という薬剤です。

また、フルバスタチンは直接血管に働きかけて動脈硬化を抑える作用があることも報告されました。これは、血液中のコレステロールの低下を介してではなく、薬剤の血管への直接作用と考えられています。まだまだ追加情報の蓄積を待たなくてはなりませんが、スタチン系薬剤を用いる必要があり、横紋筋融解症の心配がある人には朗報といえるでしょう。

ＥＰＡやＤＨＡと呼ばれる魚油を多く摂取する人は、動脈内のプラーク（脂肪が沈着して硬くなったところ）が少ないとされています。また、このＥＰＡの製剤は、日本では高脂血症の薬剤（エパデールＳ）として処方可能なので、スタチン系の薬剤が心配な人にはよい選択肢でしょう。魚を多く摂取する日本食は、とても大切なものだったのです

悪役にされるコレステロールも体には不可欠な要素

高脂血症は生活習慣病です。脂肪やコレステロールは悪役にされがちですが、ヒトの体を支えていくために不可欠な要素でもあります。たとえば、私たちの細胞を包んでいる膜はとても脂肪に富んでおり、コレステロールが大切な役割を果たしています。

また、あまり知られていませんが、脳はコレステロールがひじょうに豊富な組織です。私の先輩は、国立療養所中部病院長寿医療研究センター（長寿研、愛知県大府市）という大きな施設で、コレステロールそのものが脳の機能やアルツハイマー病の予防に関係があるのではないかと研究を続けています。時代に逆行するようですが、彼は「脳の神経細胞へのコレステロールの供給低下がアルツハイマー病の引き金となるので、血液中のコレステロールはたいへん重要で、やみくもに下げてはいけない」というデータを得ています。

コレステロール自体が悪いのではなく、問題は血液中を流れている「だぶついたコレステロール」です。ちょうど糖尿病の血液中のブドウ糖と同じです。ブドウ糖は臓器のエネルギー源として大切なものですが、だぶついてブドウ糖（血糖）が過剰になるといろいろな障害をもたらします。

ですから、食生活を改善して運動をし、だぶつきを減らせばよいのです。正常値というと上限に目が行きがちですが、コレステロールの正常値は一五〇〜二一九mg／dℓです。下限がゼロでないのは、血液中にある程度のコレステロールが必要であることを意味しています。同様に、空腹時の血糖値の正常値も、七〇〜一〇九mg／dℓで、下限はゼロではありません。低すぎると低血糖発作といって命にかかわります。

薬を内服しなくても、脂肪や糖がだぶつかないようにするのが最もよいのです。高脂血症や糖尿病は生活習慣と深く結びついています。肥満、高血圧、高脂血症、糖尿病は四つ巴で悪化することが知られており、この悪循環に注目して「代謝病（メタボリックシンドローム）」と呼ばれるようになっています。

再現ドラマに登場したGさんは、生活習慣を改善してすべての薬がいらなくなりました。薬代も副作用の心配もなくなるわけです。がんばって生活習慣を改善し、薬からも病院からもフリーな生活を送ってください。そして、ときどき元気な姿を見せてくださるのが、私たち医師にとって一番嬉しいものなのです。

まとめ

1 スタチン系の高脂血症薬で手足の筋肉が壊れる**横紋筋融解症**が出現することがある。

2 尿の色が**濃い麦茶色**になる場合には、**ミオグロビン尿**の可能性がある。ミオグロビン尿は腎臓に負担をかけ、**腎臓障害**を来たすことがある。

3 これまで生活習慣病といわれてきた、高血圧、高脂血症、糖尿病と肥満が四つ巴で悪化する点に注目し**代謝病（メタボリックシンドローム）**と呼ぶようになっている。

4 高脂血症の改善には、生活環境を整えることが基本である。最近では、**副作用の少ないスタチン系の薬剤**や、魚油から作られた**ＥＰＡ製剤**も用いられるようになった。

6 抗生物質でも横紋筋融解症になる

【病名】急性上気道炎、膀胱炎などの各種感染症
【副作用の症状】横紋筋融解症、全身倦怠感、筋肉の痛み
【薬剤名】ニューキノロン系抗菌剤のレボフロキサシン、エノキサシン、オフロキサシン、塩酸シプロフロキサシン、トシル酸トスフロキサシン、ノルフロキサシン、塩酸ロメフロキサシ

【再現ドラマ】

以前、救急病院に勤務していたときのことです。その患者さんは、出先で歩けなくなり、倒れてしまいました。立とうとしても腰砕《こしくだ》けのような状態で立ち上がれないのです。救急車を要請し、搬送されてきました。

前立腺肥大を抱《かか》えていた彼は、尿の出が悪くなったので、数日前に近所の泌尿器科にかかっていました。前立腺に軽い炎症が起き、「尿もあまりきれいではないから」と、薬をもらっていたのです。調子が良くなったので買い物をしていたのですが、そこで動

けなくなってしまったのです。太腿からふくらはぎにかけての痛みを訴えていました。

採血をすると、通常は二〇〇くらいのCKの値が数万に上昇していたので、すぐに入院してもらいました。

数日間、点滴をして改善してきた頃、彼は「いやあ、力を入れようと思っても入らないなんて初めてでした。足もパンパンに腫れて痛かったし、助かりました」と言っていました。そして二週間ほどで、奥さんに付き添われて退院して行きました。

横紋筋融解症を引き起こす薬はいろいろある

前項で、コレステロールを下げるスタチン系の高脂血症の薬で筋肉がダメージを受けて壊れてしまう横紋筋融解症の話をしました。実は、横紋筋融解症を来たす薬剤はスタチン系薬剤だけではなく、いろいろな抗生物質や抗精神病薬などでもよく起こるのです。

風邪をひいたときに医師がよく処方する抗生物質の中にも、横紋筋融解症の注意が喚起されている薬剤があります。それは、ニューキノロン系抗菌剤と呼ばれる薬剤です。ニューキノロン系抗菌剤は、効果を示す菌がひじょうに幅広く（これを「スペクトルが広い」といいます）、効果も確実なのでよく使われています。特に女性の膀胱炎《ぼうこうえん》などには、ほとんどの場合、レボフロキサシンのようなニューキノロン系薬剤が用いられています。

ニューキノロン系抗菌剤は、よく効く薬剤なので、皆さんもどこかで聞いたことがあるかもしれません。

しかし、このニューキノロン系抗菌剤の服用で、横紋筋融解症が発現したという症例が報告されているのです。報告のあったニューキノロン系抗菌剤の種類はさまざまです。種類にかかわらずほとんどのニューキノロン系抗菌剤が横紋筋融解を来たす可能性があります。

日本で使用されているニューキノロン系抗菌剤には、エノキサシン、オフロキサシン、塩酸シプロフロキサシン、トシル酸トスフロキサシン、ノルフロキサシン、塩酸ロメフロキサシンなどがあります。

現象としては報告されていますが、ニューキノロン系抗菌剤による横紋筋融解症の機序《きじょ》ははっきりしていません。

ニューキノロン系抗菌剤による横紋筋融解症には特徴があります。内服後、あまり間をおかずに発症するケースが多いことです。内服開始の翌日に発症した例も報告されています。ですから、内服直後から数日間、全身倦怠感、筋肉の痛みなどに気をつけましょう。

横紋筋が崩壊するといっても、一様に壊《こわ》れていくわけではありません。私は、筋肉組織が斑《まだら》に（巣状に）崩壊している症例を論文発表したことがあります。負荷がかかっているところや、外的に圧迫を受けているところが先に崩壊すると考えられます。

また、芍薬甘草湯《しゃくやくかんぞうとう》エキス顆粒や小柴胡湯《しょうさいことう》エキス顆粒などの漢方薬での発症も報告されています。

このように、横紋筋融解症はいろいろな薬剤で引き起こされるのです。

抗精神病薬による悪性症候群

ここで、CKにまつわる大切な話を追加しようと思います。

薬剤による副作用によってCKが上昇するものとしては、ほかに悪性症候群がよく知られています。悪性症候群は、塩酸クロルプロマジンやハロペリドールなどの抗精神病薬、レボドパなどの抗パーキンソン病薬、カルバマゼピンなどの抗てんかん薬などを内服中、あるいは中断したときに起きやすい疾患です。CKが高くなるという意味では同じですが、横紋筋融解とは異なる重篤な副作用です。

悪性症候群とは不思議な名前ですが、この症候群は、抗精神病薬が開発されて使用されていたフランスで初めて報告されました。抗精神病薬を内服していた人に、突然、高熱とともに意識障害が起き、筋肉が固まってブルブル震えだしたのです。この症状は、水分補給などの手当てをせずに放置すると急速に死に至ることが多かったので、「悪性」症候群と名づけられました。

現在でも、英語のMalignant Syndromeと並んで、フランス語のSyndrome Malin（サンドローム・マラン）を用いる医師もいます。Malignantあるいは Malinは「悪性」という意味です。

悪性症候群は、横紋筋融解症も来たしますが、それよりもさらに重症の病気です。特に高熱と震え、筋肉の硬直、意識障害が特徴です。原因は不明ですが、薬剤投与あるいは中止による脳内のドーパミンとセロトニンのアンバランスが、なんらかの影響を与えているのではないかとされています。筋肉の緊張状態に異常を来たし、結果的にＣＫが上昇するわけです。スタチン系の薬剤の横紋筋融解とは、メカニズムが異なっています。

悪性症候群は、診断がついたら必ず急いで入院して治療すべき疾患です。筋肉の収縮を抑制する薬剤（ダントリウムなど）を点滴しながら、水分を充分に補給します。筋肉の収縮を和らげる薬剤の効果が出てくると、ＣＫの値が下がってきます。そして、次第に熱も下がり、意識もよくなって回復します。

漢方薬の成分の甘草による低カリウム血症

先ほど、漢方薬でも横紋筋融解症を来たすと書きました。漢方薬が直接筋肉に障害を及ぼすこともあるのですが、違うメカニズムの場合もあります。

ほとんどの漢方薬には、甘草《かんぞう》という成分が含まれています。甘草は腎臓からのカリウムの排泄を促進し、血液中のカリウム濃度を下げてしまうことがあります。

以前、炎天下で肉体労働をし続けていて動けなくなってしまった人を診察したことがあります。血液中のカリウムの濃度が大きく低下しており、CKも数千に上がっていました。低カリウムによる筋肉の障害だったのです。汗と労働でカリウムが失われてしまったのでした。適切なミネラルの補給が必要だったわけです。

このように、低カリウムによって筋肉が障害を受ける病気を「低カリウム性ミオパシー」といいます。漢方薬によって低カリウムを起こし、ミオパシー（筋肉の障害）が起こることがあるのです。

また、内分泌疾患などの内科的疾患で、体のミネラルのバランスが悪化してカリウムが不足しても、同じように低カリウム性ミオパシーを起こします。

さまざまな薬剤は、本来の効果とは別に、筋肉に直接的あるいは間接的な影響を及ぼし、障害を来たすことを理解していただけたと思います。内服薬を飲んでいて手足の筋肉が痛くなったり、力が入りにくくなったりしたら、ぜひ主治医に相談してみてください。特に、血液検査でわかるCKの値が大切です。正常値は、三〇～一八〇U／Lくらいです。女性は筋肉量が少ないので、上限が一五〇くらいです。

まとめ

1　高脂血症の薬だけでなく、**抗生物質**でも横紋筋融解症を来たすことがある。これは、採血して**クレアチンキナーゼ（CK）**の値を見ると診断できる。

2　精神科やパーキンソン病の薬などを突然止めたときには、**悪性症候群**という重症の副作用が出ることがある。悪性症候群もCKが上がる病気だが、筋肉が壊れるだけでない重篤な病態である。

3　筋肉は、漢方薬などで血液中の**カルシウム（K）**値が低下しても障害されることがある。

Column 3　知っていると役立つ知識

●血液検査・その2　漏れ出し系（逸脱酵素系）

健康診断でもよく聞く、GOTやGPT、γ《ガンマ》-GPTなどは、肝臓や胆道《たんどう》（胆汁の通り道）の細胞に多くある酵素です。これらの臓器が障害を受けると、その臓器の細胞が壊れて血液中に酵素が「漏れ出して」きます。このように漏れ出した酵素を、医学用語では「逸脱酵素」といいます。

GOTやGPTは筋肉にも存在しますが、筋肉にはCK（クレアチンキナーゼ）という酵素が多く含まれているので、CK値が高くはなく（筋肉は壊れていなさそうで）、GOTやGPT値が高ければ、肝臓の障害だろうと考えられます。

また、赤血球に多く含まれるLDH（悪玉）コレステロールとK（カリウム）の値が両方とも上がっている場合には、溶血といって、採血の失敗も疑います。

障害を受けていなければ、これらの酵素は細胞の中に閉じ込められているので、血液中には漏れ出してこないはずだから、漏れ出した酵素を測れば臓器の障害が分かるのです。

臓器別に兄弟をもつ、アイソザイムという酵素があります。筋肉と心臓にはCKがたくさんあり、心臓のCKはMBという型です。CK値が高かったときにはすぐに、CKのアイソザイムであるCKのMB型を測定し、心筋の筋肉に由来するものかどうかを調べます。手足の筋肉の障害か心筋の障害かは大きな問題です。

このように、さらに調べることで、どの臓器から漏れ出ているかを判断することもできます。もし心筋であれば心筋梗塞であり、早急な治療が必要です。

最近では、トロポニンという心筋特有の酵素を調べられるようになってきました。

●血液検査・その３　排出系

血液検査データには、BUN（尿素窒素）、Crea（クレアチニン）、T-Bil（総ビリルビン）などの項目があります。これらは体内で作られ、特定の臓器から順次排泄されています。

臓器障害があると排泄が遅れるために、これらの物質の血中濃度は上昇します。

たとえば、BUN、Creaは腎臓から尿内に、T-Bilは肝臓から胆汁内に排泄されます。

そのため、BUN、Creaが上昇した場合には、腎不全などの腎障害を疑います。なお、腎臓は、カリウムというミネラルも排泄しているため、カリウムの上昇も腎不全の大事な指標です。

また、T-Bilが上昇した場合は、胆道が胆石などで障害されているのではないかと考えます。もちろん、肝臓自体の障害でビリルビンを排泄できなくなった場合も上昇します。

このような数値を、私は便宜的に排泄系と呼んでいます。

7 アレルギーの薬で眠くなる

【病名】アレルギー性鼻炎（花粉症）
【副作用の症状】眠気、吐き気、食欲不振、口粘膜の乾燥、視力調節障害、排尿障害
【薬剤名】抗ヒスタミン薬のd－マレイン酸クロルフェニラミン、塩酸ジフェンヒドラミン

【再現ドラマ】

体力が有り余っているような二〇歳台のAさんは、毎年春先になると鼻水とクシャミがひどくて困っていました。近所の耳鼻科で花粉症と診断され、眠気が出ないという触れ込みの、比較的新しいタイプの抗アレルギー薬での治療を開始しました。この薬剤はたいへんよく使われており、抗アレルギー薬のベストセラーでした。

ところがAさんは、数日前の大切な会議中についつい居眠りをして、上司に厳しく叱《しか》られてしまいました。しかし、知らないうちに気を失ったように眠ってしまうので、自分ではどうしようもありませんでした。上司から、「何か病気でもあるのではないか。病院でよく調べてこい」ときつく言われたとのことでした。

彼の話を聞いた耳鼻科の先生は、「睡眠時無呼吸やてんかん発作など、突然気を失う脳の病気があるかもしれない」と言って、総合病院を紹介しました。しかし、総合病院の専門医に詳しく調べてもらったのですが、何も異常はありませんでした。

その後も、睡眠不足でもないのに、「意識消失発作のような居眠り」はときどき出現して、耳鼻科の先生はほとほと困ってしまいました。

あるとき、Aさんは大阪への出張に花粉症の薬を持って行くのを忘れていまいました。そのため、一週間内服しなかったところ、居眠りはすっかりなくなり、体も軽くなりました。大阪に滞在中、間居眠りは一度もありませんでした。

耳鼻科の先生は、「僕自身も花粉症で、この薬を内服していて大丈夫なんだけどなぁ」と、抗アレルギー薬が人によって眠気の作用が違うことに驚いていました。

アレルギー反応とアレルゲン

現在、たくさんの人びとが花粉症に悩まされています。花粉症は、鼻水、くしゃみ、目の痒《かゆ》さ、だるさなどが出て、ひどいケースでは動けなくなる人もいます。

花粉症などのアレルギーの症状には、ヒスタミンという物質が重要な働きをしています。アレルギーの引き金を引く物質（これを「アレルゲン」といいます）が体に入ってくると、ヒ

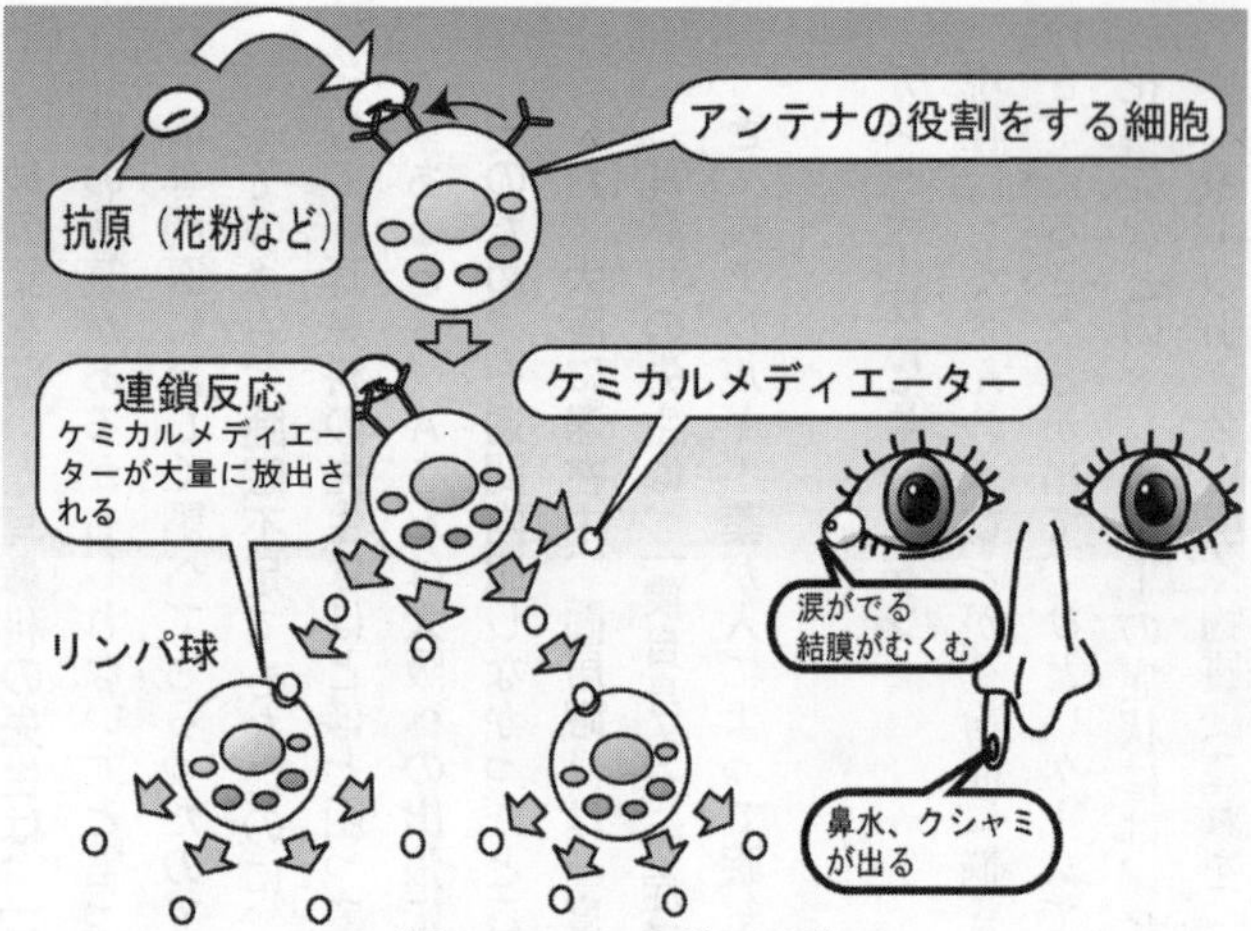

図4　アレルギー反応

スタミンが血液中や粘膜《ねんまく》で放出されます。このヒスタミンが、鼻水、くしゃみ、だるさなどを引き起こすのです。

　鼻水は、アレルゲン（たとえば花粉など）を粘液でからめとり、体の外に排出しています。くしゃみも、吸い込んだ異物を強い息とともに体外に排出しようとするものです。私たちの体は、入って来た異物を外に出そうと必死になってがんばっているのです。しかし、この反応が強すぎると生活に支障を来たし、「花粉症」などの病名がついて病気として扱われることになります。

　この症状を抑えるために、ヒスタミンの作用を抑える抗ヒスタミン薬を内服するのです。抗ヒスタミン薬には、蕁麻疹《じんましん》などの急性かつ重症の治療に用いられる、d－マレイン酸クロルフェニラミンや塩酸ジフェンヒドラミンなどがあります。

総合感冒薬と呼ばれる市販の風邪薬にも、鼻水を止めるためにこれらの物質が含まれていることが多いのです。市販の風邪薬を飲むと眠くなってしまう人も多いと思いますが、それは、この抗ヒスタミン薬によるところが大きいのです。私の場合、このような薬を一錠飲んだだけで眠くて仕事にならなくなるので、我慢して飲まないようにしています。

市販の睡眠改善薬が話題になったことがあります。あまり知られていませんが、これは、睡眠薬ではなく、抗ヒスタミン薬なのです。アレルギーの薬では副作用だった働きを逆手に取ったものです。うまく考えたものです。医療で使う薬剤としては、軽い睡眠薬や吐き気止めとして用いられる塩酸ヒドロキシジンのような薬が知られています。

第一世代とか第二世代といわれる古いタイプの抗ヒスタミン薬は、毎日飲む必要のある花粉症の薬としては不適切です。そのため、眠気の少ない抗ヒスタミン薬の開発が進められました。その結果、「抗アレルギー薬」と呼ばれる一群の薬が開発されています。花粉症の蔓延を反映して、毎年といってよいほど新しい抗アレルギー薬が発売され、現在では多種多様な薬が存在しています。

しかし、これらの薬も基本的には眠気をもたらす抗ヒスタミン薬の改良版なので、親譲りの「眠気」という性質を消し去ることはできないのではないか、と私は考えています。

たとえば、花粉症の抗アレルギー薬を内服しているが眠気の出ない人でも、「なんだかだるい」「夕方になるとあくびが多くなる」「お酒を飲むと眠くてたまらない」「まぶたが重くてしかたがない」「昼寝をしたくてたまらなかった」などと言うことがあります。「パイロットが飲んでも大丈夫」という謳《うた》い文句の抗アレルギー薬でさえ、「眠くなって困る」と言う人がいました。「まぶたが腫れぼったくなり、目が開かない」というのです。

やはり、「親である抗ヒスタミン薬」の性質を少しはもっているからでしょう。そんなわけで、抗ヒスタミン薬から派生した抗アレルギー薬は眠気を避けられないのです。

その証拠に、鼻水を止める作用が強ければ強いほど眠気も強くなります。つまり、あまり眠くならないということは、あまり鼻水にも効かないということかもしれません。最近の抗ヒスタミン薬は、この微妙なバランスに依存しているのです。

抗ヒスタミン薬でなぜ眠くなるのか？

抗ヒスタミン薬を内服すると、薬の成分は、鼻、喉、眼の粘膜以外に、血液に乗って脳にも届きます。中枢ではヒスタミンは意識を保つのに大切な働きをしていますが、抗ヒスタミン薬は神経のヒスタミンレセプターもブロックしてしまいます。そのため、眠気が出てしまうのです。

その他、抗ヒスタミン薬には、吐き気や食欲不振などの消化器症状や、抗コリン作用と呼ばれる口粘膜の乾燥、視力調節障害、排尿障害などの症状が出ることがあります。

おもしろいことに、逆に食欲があがるシプロヘプタジンという抗ヒスタミン薬もあります。よく、お子さんの痒《かゆ》み止めなどに使われる薬剤です。

余談ですが、鼻水の原因である嫌われもののヒスタミンですが、良い効果も報告されています。劇症肝炎《げきしょうかんえん》などの炎症を抑える作用があるというのです。人工的に劇症肝炎を発症させたマウスにヒスタミンを投与したら、改善が認められたのです。ヒスタミンが治療薬になることもあるのです。

抗アレルギー薬とケミカルメディエーター拮抗薬

先ほど、「アレルゲンが体に入ってくるとヒスタミンが放出される」と書きました。これと同じように、ヒトの体には、小さなきっかけが連鎖反応によって大きな結果を生む仕組みがいくつも準備されています。

アレルゲンが体に入ってくると、まず、それを受け取る細胞がいます。その細胞は、ヒスタミンだけでなく、ケミカルメディエーターと呼ばれる物質をたくさん放出します。ケミカルメディエーターとは聞き慣れない言葉かもしれません。

私たちの細胞は、いろいろな物質を放出して遠くの細胞と連絡をとりあっています。ヒスタミン、トロンボキサン、ロイコトリエン、プロスタグランジンなどはケミカルメディエーターと呼ばれる化学物質（chemical ケミカル）で、細胞から細胞に情報を仲介（mediate：メディエート）します。そして、そのケミカルメディエーターを受け取った細胞も、ケミカルメディエーターをたくさん放出します。こうして、たくさんの細胞が、ネズミ算式にあっという間に増加したケミカルメディエーターを大量に放出することになり、重い症状が引き起こされるのです。

逆に言えば、小さなきっかけで大きな反応を生むメカニズムなのです。煙や有害物が眼や鼻に入ってきたときのように、急いで反応しなくてはならない場合には、とても有用な体の防御反応となるのです。鼻水でそれらの物質をからめ取って体内に入り込むのを防いだり、大量の涙で洗い流したりすれば、体への有害性は減るわけです。

実は、ヒスタミンには、鼻の粘膜に働いて鼻水を出したりする側面と、細胞と細胞の間を仲介する化学物質としての側面があるのです。抗ヒスタミン薬は、ケミカルメディエーターであるヒスタミンの効果を抑え、連鎖反応を少なくする働きをしているのです。最近の抗アレルギー薬と呼ばれるものは、抗ヒスタミン作用のほかに、細胞からのケミカルメディエーターの放出を抑える作用を強めたものなのです。

なお、アレルゲンがないときにもグズグズ症状が続くのは、このケミカルメディエーターの放出が持続してしまう悪循環に陥ってしまっているからだとされています。

そこで最近、抗アレルギー薬に良い薬が開発されました。抗ヒスタミン薬とは別系統の抗アレルギー薬です。それは、抗ロイコトリエン薬や抗トロンボキサン薬と呼ばれる薬の仲間で、抗ヒスタミン効果をもたない、純粋なケミカルメディエーター遊離抑制薬（ケミカルメディエーター拮抗薬）です。最大の特徴は、抗ヒスタミン効果とは別のメカニズムでケミカルメディエーターの受け皿をブロックすることです。これらのケミカルメディエーターを介した病気である気管支喘息などにも使われています。抗ヒスタミン薬とは系統がまったく違うので、ほとんどといっていいほど眠気はありません。

抗アレルギー薬によって、どうしてもだるさや眠気を感じるようならば、バイナスという抗トロンボキサン薬や、オノン、キプレスといった抗ロイコトリエン薬などのケミカルメディエーター遊離抑制薬を試してみてもよいでしょう。ただし、抗ヒスタミン効果はありませんから、鼻粘膜へのヒスタミンの効果を直接的にはブロックできません。そのため、抗ヒスタミン薬のように鼻水をピシッと止めるほど作用は強くありませんし、薬の効果が出るのに時間がかかることがあります。

最近では、ベースとしてケミカルメディエーター遊離抑制薬を用い、少量の抗ヒスタミン効果を有する抗アレルギー薬を用いるのがいいという意見も増えてきました。

花粉症は日本に多い病気といわれていましたが、外国でも急増しているとの報告がありました。ある患者さんは「森から花粉が煙のようにボワッと立ち上がるのを見ただけで鼻水が出て痒くなる」と言っていました。花粉を作らない杉が開発されたとも聞いています。早く、現在の杉が花粉を作らない杉に置き換わってもらいたいものですね。

病院の植生の共同研究を行なった日本生態系協会（http://www.ecosys.or.jp/eco-japan/）の方々によると、もともと関東地方の植生は変化に富んだ落葉樹の雑木林だったとのことです。現在勤務している病院の駐車場にも、一本のスダジイ（椎《しい》の木）の古木が立派な枝葉を誇っています。

花粉症は、落葉樹を切り倒し、変化に富んだ豊かな植生を破壊し、人工的に杉を植えていった人間に原因があるのです。杉にしてみれば、植えられたから生きているだけで、悪意をもって花粉を撒《ま》いているわけではないのです。それゆえ、花粉を作らない杉を植えるのではなく、財産価値は劣るかもしれませんが、もともとの植生である落葉樹を植えて豊かな「山里」を作るほうがいいのではないかと思います。病院の古びた喫茶店の片隅で、日本各地でビオトープをサポートしている日本生態系協会の方々から「生態系には多様性が重要である」というお話を聞いて、いろいろ思うところもあり、深い感動を覚えたものです。

まとめ

1 花粉症などに使われる抗ヒスタミン薬は**眠気**をもたらすことが多い。これは、**中枢（脳）**で覚醒《かくせい》にかかわるヒスタミンの受け皿もブロックしてしまうからである。

2 抗アレルギー薬には**抗ヒスタミン薬**を改良した薬と、まったく別系統の**ケミカルメディエーター遊離抑制薬**がある。

3 ヒスタミンの刺激で放出される**ケミカルメディエーター**に的を絞ったケミカルメディエーター遊離抑制薬は、眠気がほとんどないが、作用に時間がかかり、効果が弱いことがある。

4 市販の総合感冒薬にも、鼻水を止めるために**抗ヒスタミン薬**が含まれていることが多い。

Column 4　知っていると役立つ知識

●血液検査・その4　バランス系（ホメオスタシス系）

体内のナトリウム、カリウム、カルシウム、クロール（塩素）などのイオン成分、タンパク質、鉄分、ヘモクロビンなどは大切なものなので、一定のバランスを保っています。私は、これらの数値を便宜的にバランス系と名付けています。

これらは環境の変化に耐えてバランスを保っていますが、内分泌疾患、脱水、食事摂取困難、腎機能障害などで強く影響を受けると変動します。血糖値や脂肪も同じです。

血糖値は重要な数値です。ブドウ糖は人間の脳を支える主要なエネルギー源であり、血糖値が下がり過ぎると意識を失ってしまいます。

逆に、糖尿病ではブドウ糖が余って血液中に多くなって腎臓から漏れ出すと、尿糖になります。

8 睡眠薬で記憶障害になる

【病名】不眠症
【副作用の症状】軽い意識障害、興奮、せん妄
【薬剤名】ベンゾジアゼピン系のトリアゾラム

【再現ドラマ】

〈その1〉

六〇歳台後半のその男性は、脚立《きゃたつ》に乗って棚を据え付けているときに、バランスを崩して落ちてしまいました。幸いなことに、手を突いたので頭は打たずにすみました。しかし、落ちたときに突いた手の骨にヒビが入ってしまい、少し腫《は》れて痛みも強かったので入院することになりました。短期入院の予定でした。

数日間は、「何もしなくてよい生活が快適だ」と言いながらも、メールなどで外とやり取りしていました。会社の重鎮でしたので、やはり対外的な仕事をすべてキャンセルすることはできなかったようですが、つかの間の穏《おだ》やかな入院生活をエンジョイしてい

るように見えました。

ところがある日の朝、奥さんは、彼が辻褄《つじつま》の合わないことを言っているのに気づきました。前の晩、奥さんは着替えをきちんとそろえてロッカーに入れて帰ったのに、彼は、「着替えを持ってきてくれ」と言うのです。話をしてみると、昨晩の話の内容や、夜中に看護師さんに手伝ってもらってトイレに行ったことなども完全に忘れていました。さらには、日付を間違っているし、奥さんの誕生日も忘れてしまっているし、知り合いの名前も思い出せないのでした。

本人もいろいろなことを思い出せないので心配し、とてもあせっていました。しかし、あせればあせるほど思い出せません。夕方になると少し思い出せることもありましたが、完全ではありませんでした。

奥さんは慌てて主治医に相談しました。主治医は、CTスキャンで脳の様子を調べましたが、異常はありませんでした。奥さんは、「呆《ぼ》けてしまったのかしら」とたいへん心配しました。そして、「病院の環境が良くないのかもしれない」と考え、主治医と相談して早期退院することにしました。

こうして自宅に戻った患者さんは実に落ち着いた様子で、退院した日は少量のお酒でゆっくり眠ることができました。翌朝、奥さんが恐る恐るいろいろ質問してみると、なんと記憶はすべて戻っていました。ご本人はもちろん、奥さんもたいそうほっとしたそうです。

〈その2〉

当直をしていた私が夜間に呼ばれてナースステーションに行くと、浴衣《ゆかた》をはだけ、髪の毛を乱して泣いている患者さんがいました。軽い肺炎で入院していた七〇歳台の女性でした。

看護師さんによると、「娘が死んでしまう。今すぐお医者さんを呼びに行かなくては」と大声で繰り返しながら、裸足《はだし》のまま廊下をフラフラ歩いていたそうです。いくら「ここが病院だから」と説明しても取り乱したままでした。看護師さんたちの説得を聞き入れず、ついには病棟を出て行きそうになったので、「やむなくナースステーションに連れて来た」とのことでした。

昼間はいつもニコニコしている上品なご婦人でしたが、目の前にいる彼女はいつもと目つきも違い、まったく別人のようでした。

私は、彼女の娘さんが昼間お見舞いに来ているのを知っていたので、「大丈夫、娘さんは心配ないですよ」と言ってあげました。しかし彼女は、「だって、こんなに小さいのに死んでしまうわ」と言います。おそらく娘さんが五、六歳の頃のことを話しているのでしょう。そして、みんなの制止を振り切って、フラフラしながら外に出ようとします。そこで、彼女の安全のために、仕方なく鎮静剤を筋肉注射し、その夜はよく眠っていただきました。

翌朝訪問すると、彼女は昨夜の出来事をまったく覚えていませんでした。看護師さんから事情を聞いた彼女は、たいへん恐縮していました。

睡眠薬には軽い意識障害と興奮を引き起こすものがある

このような記憶障害がなぜ起きたのでしょうか。前夜の出来事をまったく忘れてしまっていることや、朝方の記憶障害が強いこと、夕方は少し改善してくることがヒントでした。慣れない入院生活と痛みで不眠を訴えたので、睡眠薬をもらって飲んでいたのです。睡眠薬は、このように記憶障害を引き起こすことがよくあります。軽い意識障害を来たすこともあります。

再現ドラマ〈その2〉に出てきた女性のような状態を、医学用語で「せん妄《もう》」といい、軽い意識障害とともに、精神活動が上昇（興奮）している状態を指します。特に高齢者に多く、当直時によく遭遇します。状況判断がまったくできず、説得も受け入れようとしないので、たいへん危険です。点滴を引きずり、廊下に血液を点々と滴《したた》らせながら「鳥を撃ちに行く」

と言ってフラフラ歩いていた社長さんの話も聞いたことがあります。もちろん朝になると何も覚えていないケースがほとんどです。

安眠枕やフカフカの布団で夜ゆっくり眠れるというのは、考えるだけでも楽しいことですが、なかなか寝つけなくなって困っている人も多いことでしょう。そのようなときには睡眠薬の助けが必要になりますが、睡眠薬は健忘《けんぼう》（物忘れのこと）やせん妄を引き起こすことがあるのです。

私は、主治医に、睡眠薬をベンゾジアゼピン系のトリアゾラムという薬から、非ベンゾジアゼピン系の酒石酸《しゅせきさん》ゾルピデム（マイスリー）に変更してみるように伝えました。これで再現ドラマの女性の症状はおさまりました。眠るための睡眠薬で記憶障害が起きたり、逆に興奮したりするのは不思議ですね。

睡眠薬は、大きく分けるとベンゾジアゼピン系、非ベンゾジアゼピン系、バルビツール系に分類されます。また、作用時間によって超短時間作用型、短時間作用型、長時間作用型に分けられ、そのうち特に超短時間作用型と短時間作用型は記憶障害を来たしやすいことが知られています。アルコールとの併用も記憶障害を増長します。

また、ベンゾジアゼピン系の薬剤のほうが、非ベンゾジアゼピン系よりも記憶障害やせん妄を引き起こしやすいとされ、「ベンゾジアゼピン健忘」という言葉があるくらいです。

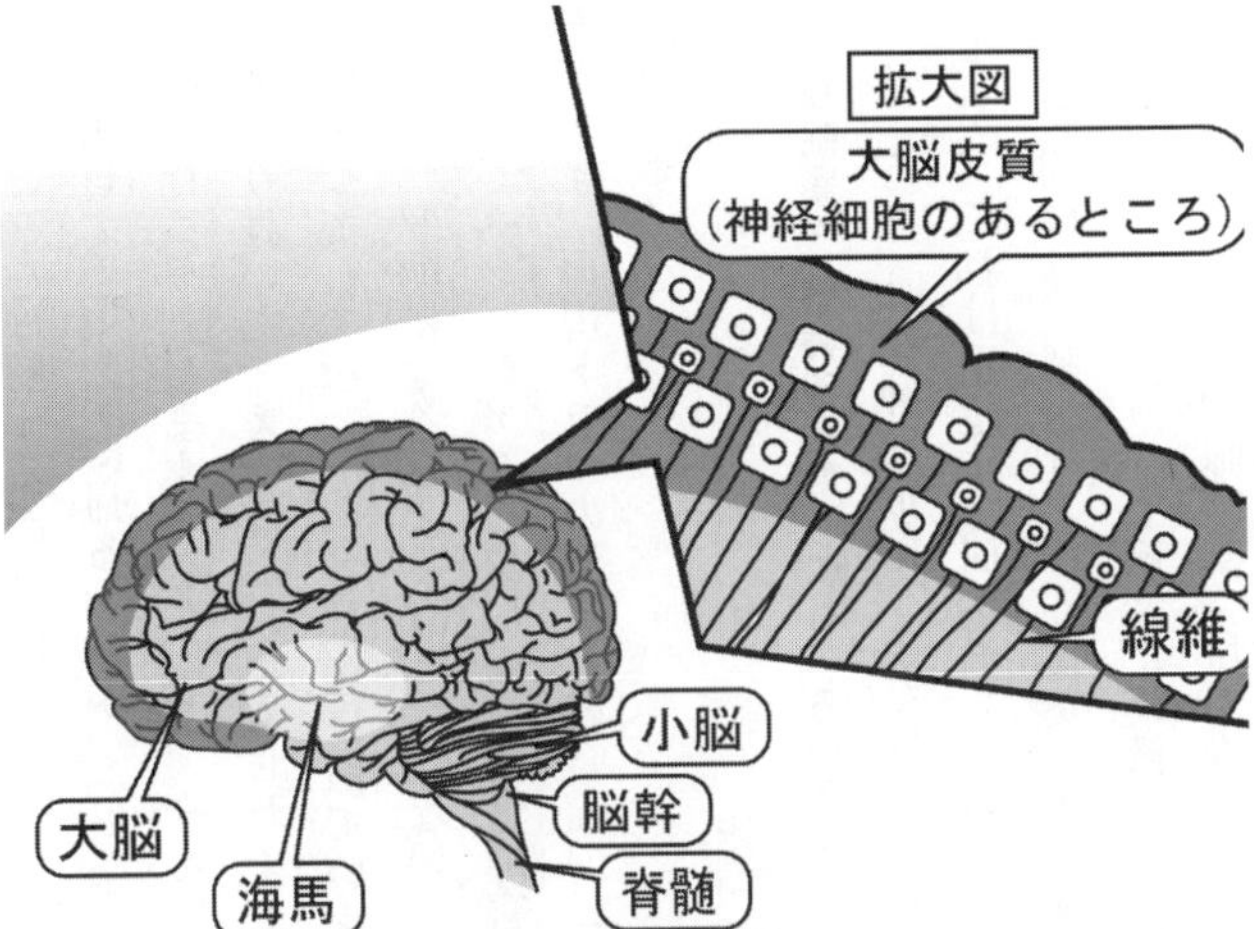

図5　脳の構造

ベンゾジアゼピン系薬剤は、脳内のGABA（ギャバ）という物質を増加させ、適切な部位の脳を沈静化させる作用をもっています。ところが、物覚えの中枢である海馬《かいば》というところの神経細胞まで沈静化させてしまうために、記憶障害が起こると考えられています。

中枢をうまく抑制できれば、抗不安作用がみられ、睡眠を促すわけですが、睡眠に至らず、脳の一部分の機能が抑制されると、記憶障害などが出るのです。

また、正常な意識を司《つかさど》る大脳皮質が中途半端に抑制されると、抑えが利かなくなった情動的な面が前面に押し出され、軽い意識障害を伴った興奮状態、つまりせん妄が引き起こされます。「軽い意識障害を伴った興奮状態」は、たいへんやっかいなものです。相手の言うことを理解する部分が働かず、情動だけが興奮状態にあるからです。そのため、いくら説明しても、「家に帰る」とか、「借金取りから逃げる」とか、「鳥を撃ちにいく」と言って出て行こうとします。もちろん、せん妄がおさまった翌日には、もとの状態に戻ります。

あまり良いたとえではないかもしれませんが、酒に酔った人が、話の内容は今ひとつなのに興奮してしゃべっている状態に似ています。やはり理性を司る機能が低下していのです。そして、翌朝になるとよく覚えていないけれど、とりあえず謝らざるをえないわけです。

なお、ベンゾジアゼピンによる記憶障害では、内服後のことを忘れてしまうという特徴があります。再現ドラマの例で、就寝前のことや夜中の出来事を忘れてしまっていたのはそのためです。

「睡眠薬」「精神安定剤」にもいろいろある

ところで、「精神安定剤」または「安定剤」という言葉をよく耳にしたたり口にしたりしますが、これは正確には何を指しているのでしょうか。

一般的には、睡眠薬という言葉を少し和《やわ》らげて言いたいときに使います。しかし、いくつかに分類して、もう少し厳密に理解していただくほうがよいでしょう。つまり、不眠の薬として使われている、睡眠薬、抗不安薬、抗精神病薬、そして筋弛緩作用を有する一部の薬剤

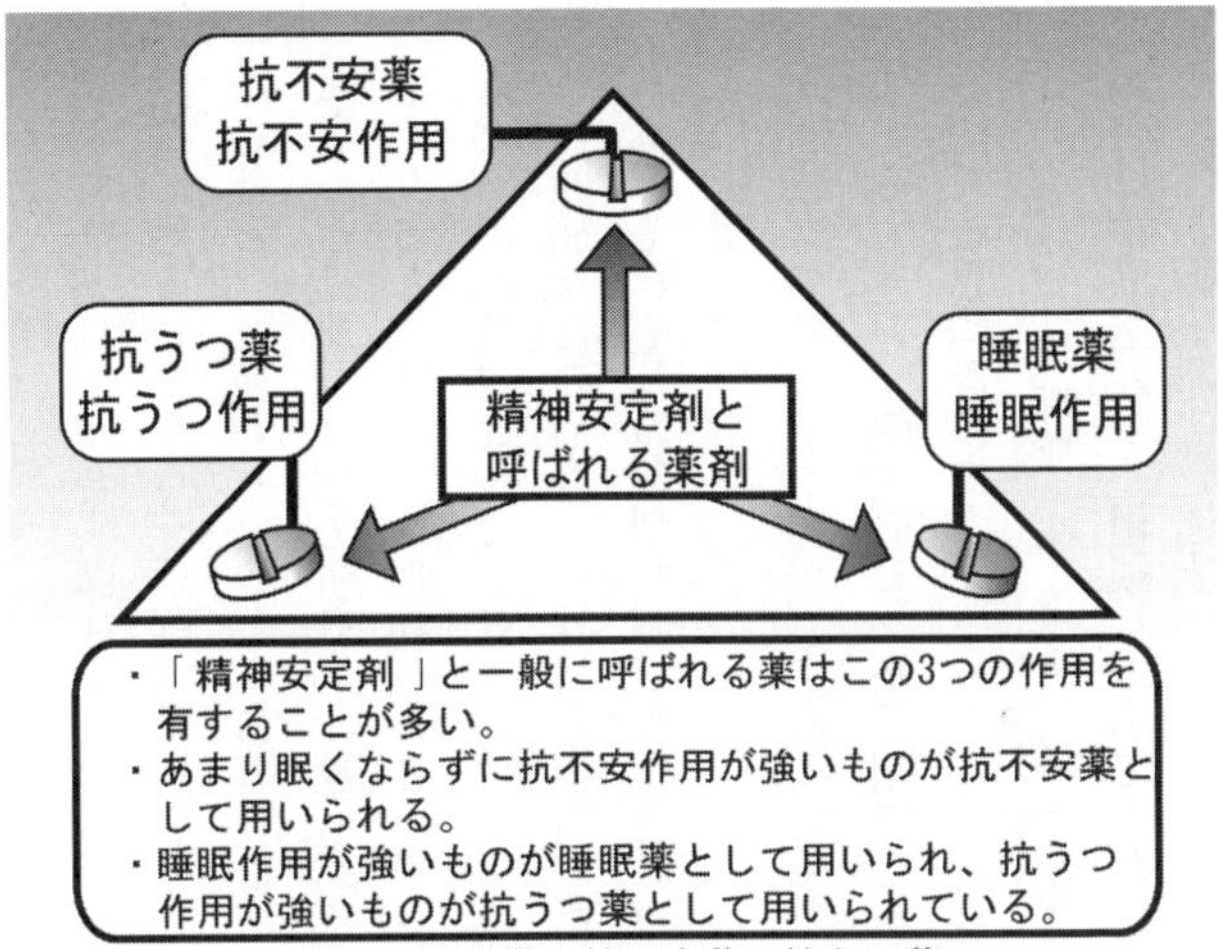
抗不安薬
抗不安作用
抗うつ薬
抗うつ作用
精神安定剤と
呼ばれる薬剤
睡眠薬
睡眠作用
・「精神安定剤」と一般に呼ばれる薬はこの3つの作用を有することが多い。
・あまり眠くならずに抗不安作用が強いものが抗不安薬として用いられる。
・睡眠作用が強いものが睡眠薬として用いられ、抗うつ作用が強いものが抗うつ薬として用いられている。

図6　睡眠薬、抗不安薬、抗うつ薬

は、まとめて「安定剤」と呼ばれることがあるので、これらの薬剤の違いを知っておいてほしいと思います。

あまり正確ではありませんが、私が外来でよくしている説明を記してみます。

これらの薬は一定の割合で、心を静める作用、眠気を誘う作用、不安を取り除く作用、筋肉を弛緩させる作用を有しています。その作用の強さの違いで、名前や用途が違っています。

夜眠れないときには、脳の活動を抑え、眠気を強く誘う薬が睡眠薬として使われます。一方、不安で眠れないこともあります。世の中には不安を取り除くことで眠れる人もいます。そういう人には、眠気を誘う力は弱いけれど、不安を取り除く作用の強い薬を睡薬として使うことがあります。これが抗不安薬で、昼間に飲む薬としても用いられます。

抗精神病薬は、統合失調症やうつ病など、本格的な精神疾患のときに用いられる薬なので、専門医に処方してもらう薬剤です。うつ病で不眠のときなどには、この本格的な抗うつ薬が不眠の薬として使われることもあり、このような場合は専門医の指導のもとに使われます。

また、筋肉弛緩作用も併せもつ薬も、不眠の薬として使われます。寝るときに筋肉の緊張がほぐれると、ゆっくり眠れる人もいるからです。

なお、筋肉をダラッとさせる作用もある抗不安薬や睡眠薬は、筋肉の緊張によって起こる緊張性頭痛などの治療や、外科の手術や処置の前などにも使われます。

私は、それぞれの薬剤を記した三角形の図（前ページの図を参照）を示しながら、以上のように説明しています。

先ほど出てきたマイスリーという薬は、抗精神病薬的な鎮静作用を併せもつ睡眠薬です。ですから、ベンゾジアゼピン系薬剤でせん妄になって興奮してしまう彼女には、マイスリーが適切だと思ったのです。

このように、「睡眠薬」あるいは「安定剤」といってもさまざまな薬があるので、気になる場合は主治医とよく相談してみてください。薬剤による健忘やせん妄は防ぐことができる症状です。睡眠薬や安定剤を服用している人が突然呆け始めたように見えたら、飲んでいる睡眠薬を疑ってみてください。

睡眠の問題は、薬だけで根本的に解決するものではありません。昼間きちんと起きていて、体を動かして適度に疲労することが、一番の睡眠薬です。幸せな家族に囲まれて心を穏やかにすることも大切です。こういう状況の中での適度な疲労は充実感をもたらし、活動と安静のリズムを作り出します。

なお、私の場合には、これに加えて適度な量と種類のアルコールも必要です。よいリズムを作って、楽しく暮らしていきましょう。

まとめ

1 睡眠薬によって**記憶障害**を起こすことがある。

2 睡眠薬を内服した後、夜間に目覚めたときに精神的な興奮を伴う軽い意識障害を来たすことがあり、これを医学的には「**せん妄**」という。

3 せん妄は、理解力が低下しているうえに精神的に**興奮状態**にあることが多く、やっかいである。本人が危険なことをしてしまう可能性もある。環境を整えることに加え、薬剤を変更する必要がある。

9　痛み止めの薬で胃潰瘍になる

【病名】頭痛、筋肉痛、歯痛、痛み伴う病気、ケガ
【副作用の症状】胃潰瘍
【薬剤名】アスピリン（アセチルサリチル酸）、イブプロフェン

【再現ドラマ】

初春のある日、太り気味だった某企業の役員のWさんは、朝のジョギングを始めました。ところが、慣れない運動だったので両ふくらはぎが筋肉痛になってしまいました。Wさんは、その週末にゴルフに行けないと困ると思い、市販の痛み止めを買って飲みました。数日後、お腹も少し痛くなったので、痛み止めを追加して飲みました。するると、今度は吐《は》き気がひどくなり、病院で診てもらうことにしたのです。医師が診察すると、心下部（お腹の上の肋骨《ろっこつ》と胸骨が交わるあたり）に圧痛（押すと痛みがでること）があります。その日の便も黒いとのことでした。

本人はケロッとしていましたが、医師は内視鏡検査が必要だと思いました。急いで内

視鏡で見ると、胃粘膜全体が荒れていて、あちこちから出血していました。その様子はモニターに映っており、Wさんも興味深く見ていました。

医師は内視鏡検査の結果を詳しく伝えました。するとWさんは頭を掻《か》きながら、「早く筋肉痛をとりたいので、毎日倍の量を飲んだのです。噛《か》み砕《くだ》くと良く効くような気がして、ラムネ菓子のようにボリボリ噛んで……。お腹も痛くなってきたので、良く効くように量を増やして飲んだのです。すいません」と言ったそうです。

その医師は、なんという豪傑だろうとびっくりしたそうです。「大事に至らなくてよかったですね」Wさんと医師はお互いにうなずきあいました。

痛みの主役はプロスタグランジン

皆さんは、絶対にこのようなことをしてはいけません。痛み止めの薬は胃潰瘍《いかいよう》を起こしやすいのです。「お腹が痛いから」と量をどんどん増やすなど、もってのほかです。痛みの原因が胃潰瘍にある場合は、胃潰瘍をさらに悪化させてしまう可能性のある危険な行為です。

めったにないことだろうと思っていた矢先、腹痛でイブプロフェンを二〇錠に加え、たくさんのバファリンを飲んだ外国人が来院しました。また、頭痛もちで鎮痛薬をボリボリ噛んで十二指腸潰瘍になった弁護士秘書の女性もいました。このような無茶をする人が男性にも女性にもけっこういるものだと、感心（?）してしまいました。

最近では、病院で痛み止めを処方するときに、一緒に胃薬も処方することが多いことに気づいている人も多いでしょう。その胃薬は、たぶん、アルサルミン、ノイエル、ムコスタ、コランチルなどの制酸剤や胃粘膜保護薬と呼ばれるものです。

痛み止めは、私たちが手に入れることのできた最も価値のある薬のひとつだと思います。実は私自身が頭痛持ちで、外来の引き出しに市販のバファリンを常備しており、診療中も頭痛が起きると内服しています。

昔から、柳の皮をかじると痛みが和らぐことが知られていました。この皮から精製されたのがアスピリンです。バイエル製薬がアスピリンをリウマチの薬として「バファリン」と命名してから世界に広まりました。アスピリンは、現在の解熱鎮痛薬の生合成の基礎となっています。アスピリンは苦味の強い薬です。バファリンが口の中で溶けてしまい、苦い思いをした人も多いはずです。現在では腸で溶けるようなアスピリン製剤も開発されています。

その後、どうしたら痛みが和らぐのかについての生理的な研究が進み、さらにさまざまな薬剤が開発されました。

では、なぜ痛み止めで胃潰瘍が起こるのでしょうか？　その鍵を握るのがプロスタグランジンという物質です。

痛みや発熱といった反応は、プロスタグランジンが中心的な役割を果たしています。アスピリンなどの痛み止めの薬は、このプロスタグランジンを作り出すシクロオキシゲナーゼ（COX）の活性を抑えてプロスタグランジンが産生されないようにすることで、痛みや発熱を抑えているのです。これによって、頭痛、生理痛、筋肉痛、歯痛などの痛み物質が関与する痛みを（不充分かもしれませんが）抑えることができます。

なぜ胃は自分を溶かさないのか？

では、胃のほうに目を向けてみましょう。

皆さんは、胃は食べ物を溶《と》かすのに、どうして胃自体は溶けてしまわないのか不思議に思ったことはないでしょうか？　胃自体が溶けない組織でできているのでしょうか？

スポーツの後や一仕事終えた後、仲間とビールを飲みながら食べる焼肉は最高です。肋骨の間の肉であるカルビもいいですが、内臓のモツ焼きのひとつ、ギアラを注文する人もいるでしょう。牛の胃は四つありますが、センマイなどは食道から進化したもので、このギアラだけが生物学的に牛の胃であると考えられています。

ギアラは、モツ焼きの中ではそれほど硬くなく、上品な部類に入るでしょう。食べたギアラは、胃で消化されて栄養になります。牛の胃ですが、胃は胃ですから、人間の胃は胃を消化できるわけです。胃袋が、消化されない特別な物でできているわけではないのです。

食べ物を消化する胃酸は、塩酸とペプシンという酵素を中心とした強力な消化液です。食べ物のタンパク質を分解し、さらに胃が収縮を繰り返すことで物理的にコナゴナにし、ドロドロの液状にしてしまいます。どんなにきれいな女性も、胃の中では激しい反応が起きているのです。「まあおいしそう」と言って口に入れたヒラメなどの寿司ネタは、彼女の胃の中で胃酸のシャワーと胃の収縮によって無残にも溶けてしまうのです。これと同じで、もし人間の胃の組織が食べ物として入ってきたら、胃はそれを溶かしてしまうでしょう。

それではなぜ、私たちの胃は胃自体を溶かさないのでしょうか？

実は、胃は、胃酸を分泌しながら胃自体を守るプロテクションシステムをいくつかもっているのです。その代表格が「胃粘液」と「防御因子」です。

先日、テレビを見ていたら、「手にまんべんなく擦《す》り込んでおくと、通常では皮膚が耐えられないような強い酸にも耐えられる」という白いクリームの通信販売をやっていました。驚いたことに、スポイトで手のひらに強い酸を一滴垂らすという実験もしていました。鉄の上に落としたときには煙を上げて鉄を溶かしてしまった酸を、手のひらにポタリと垂らしても大丈夫なのです。（「まねはしないでください」というテロップが流れ、すぐにゆすいでいましたが……）。その秘密は、ひじょうに強固なシリコンの膜を皮膚表面に作り、酸が直接皮膚に触れないようにしていることだそうです。

まさに胃粘膜もこれと同じです。胃酸は、胃粘膜の隙間をぬうように分泌され、分泌後、粘液がすぐに胃壁をカバーします。そのため、分泌された胃酸が直接胃粘膜に触れることはありません。これで胃は守られるのです。

さらに胃には、胃粘膜保護因子と呼ばれるものがあります。これが胃の細胞を守るシステムを構築しており、プロスタグランジンはその中心的な役割を果たしているのです。

痛み止めを飲むと、シクロオキシゲナーゼが抑制され、痛みの原因物質であるプロスタグランジンの産生が抑えられます。その一方で、胃粘膜保護のプロスタグランジンも減ってしまいます。その結果、胃粘膜が胃酸に負けて潰瘍ができるのです。胃粘膜の下には動脈と静脈の毛細血管がたくさん通っているので、その血管の壁が溶けて血が噴出してくるのです。

胃潰瘍を引き起こさない痛み止めの薬

それでは、何か解決策はないのでしょうか？　実は、プロスタグランジンには種類があって、痛みを発生させるプロスタグランジンだけを抑制する薬が開発されてきています。これらの薬剤を、シクロオキシゲナーゼ2（COX2）阻害薬といいます。胃粘膜保護因子のプロスタグランジンを減らしにくいので、胃潰瘍になりにくいわけです。最新のシクロオキシゲナーゼ2阻害薬では、一般の痛み止めの薬に比べて胃潰瘍の合併症が七〇％以上少ないそうです。

胃潰瘍にはいくつか種類があります。再現ドラマに登場したWさんのように、どこか一箇所が掘れている潰瘍ではなく、粘膜に無数の小さな潰瘍ができることがあります。これを急性胃粘膜病変（AGML Acute Gastric Mucosal Lesion）といいます。

吐血の患者さんに緊急の内視鏡検査を行なっても、大きな潰瘍はなく、ただ粘膜に無数の出血部位を認めるだけのことがあります。それでも、かなりの出血を見ることがあります。

大きな潰瘍があって動脈が切れてしまっていると、本当に噴水のように血液が噴出します。このようなケースでは、胃の壁面は真っ赤です。痛み止め薬による薬剤性胃潰瘍は、大きな潰瘍として掘れていくこともありますし、AGMLの形をとることもしばしばあります。

このように、痛み止めの薬で胃潰瘍ができてしまった場合には、原因となっている薬剤を中止し、強力な胃薬を飲むことになります。出血が止まらないときには、血管を焼いたり、クリップで留めたりしなくてはならないこともあります。

胃薬には、前述の胃粘膜保護剤のほか、胃酸分泌の指令を止めるH2ブロッカーと呼ばれる種類の薬や、胃酸の分泌を細胞レベルで止めるプロトンポンプインヒビターという種類の薬があります。

痛み止めの薬は、たくさん飲めば痛みがどんどん減るというものではありません。適切な薬剤を選択し、もしも潰瘍ができてしまったら消化器医の判断を仰ぎ、無理をせずに治していくことです。

下血の色と出血部位の関係

さて、Wさんのケースでは、黒い便が胃潰瘍に気づかせてくれました。なぜ、黒い便が胃潰瘍と関係があるのでしょうか。胃潰瘍はよく知られている病気です。胃の粘膜が傷つき、掘れてしまう（「潰瘍」ができる）病気です。傷ついた部分に血管が走っていると出血します。出血が多いと吐血することもありますが、多くの場合、出血した血液は食べ物などと一緒に腸へ運ばれます。

腸に運ばれた血液は、赤色から黒色に変わります。胃潰瘍のように、消化管の中でも上流に位置する消化管（上部消化管）の出血では、便は黒色になります。このような黒色の便は、アスファルト舗装するときに使うコールタールのようなので「タール便」とも呼ばれます。なお、十二指腸も小腸より上流にあるので、十二指腸潰瘍による出血も黒色便になります。

これに対して、消化管の下のほうで出血した場合は、この変化が少ないために赤色の下血となります。最も下流の肛門での出血は赤色です。痔《じ》からの出血は特に鮮《あざ》やかな赤色です。

痔をもっている人は、トイレットペーパーに赤色の血液がついたり、便に赤色の血液が付着したりしているのを見たことがあるでしょう。

肛門よりもう少し上流の大腸癌《がん》などからの出血も赤色のことがありますが、小腸に近いところからのものは黒色っぽくなることがあります。

タール便と間違われやすいのが、お酒をたくさん飲んだために腸内細菌が変化して便が黒っぽくなったものです。医師や看護師はタール便特有の「血なま臭さ」を知っているので、ある程度の区別はつきますが、黒色便を見た際には便潜血を調べる必要があります。外来ですぐに結果が出ます。

以上のことを下血の知識として憶《おぼ》えておいてください。

昔は、胃潰瘍は掘れてしまった部分から出血が続くことが多く、内科的な治療はあまりありませんでした。そのため、外科的に手術することが多かったようです。「ようです」と言うのは、私も外科の授業で胃潰瘍の手術式をいくつか勉強しましたが、研修医になった頃には、すでに純粋な胃潰瘍の手術は行なわれなくなっていたからです。効果的な胃潰瘍の薬剤が矢継ぎ早に開発されて種類も豊富になり、手術する必要がなくなったのです。

なお、胃潰瘍の薬については、第19項の「胃薬で女性化乳房になる」（166ページ）でも取り上げています。

まとめ

1 痛み止めの薬は**胃潰瘍**を起こしやすい。

2 それは、痛み物質である**プロスタグランジン**の産生を抑えるために、胃粘膜に負担がかかるからである。

3 痛みに関係するプロスタグランジンだけを抑える、**シクロオキシゲナーゼ2阻害薬**という痛み止めの薬も使われるようになってきている。

4 **胃潰瘍**や**十二指腸潰瘍**からの出血による下血の色は赤ではなく、**黒い**のでタール便と呼ばれる。

Column 5 知っていると役立つ知識

●血液検査・その5 バランス系（動脈血の値）

採血は、通常は腕にゴムバンドを巻いて心臓に戻る静脈血を採取しますが、ゴムバンドを巻かず、皮膚に直角に針を立てて動脈血を採取することがあります。

動脈血では、血液のpH（ペーハー）、酸素や炭酸ガスの含有量などが分かります。肺の機能が落ちていると炭酸ガスが増え、酸素が減ります。静脈血では、組織でどんどん酸素が使われて炭酸ガスが増加するので、肺の様子を知ることはできません。そのため、動脈採血が必要になるのです。

逆に、過換気症候群（必要以上に呼吸数が多くなる症状）になると、体に必要な量の炭酸ガスが減ってしまい、pHもアルカリ側に傾き、唇や手足がしびれ、ひどいときには手が開かないようになります。このような場合には、紙袋の中で息をして、吐いた息に含まれる炭酸ガスを再度吸い込みます。

このように、動脈血のpH、酸素、炭酸ガスなどは一定に保たれており、これらもバランス系の数値のひとつです。

10 内服薬でも光線過敏症になる

【病名】風邪、アレルギー、てんかん、癌
【副作用の症状】光線過敏症
【薬剤名】ニューキノロン系抗生物質のフレロキサシン、スパルフロキサシン、抗てんかん薬、抗ヒスタミン薬、利尿薬、筋肉弛緩剤、さまざまな抗癌剤

【再現ドラマ】

二〇歳台の女性Lさんは、「酔《よ》っ払っているみたいと言われる」と訴えて来院しました。担当医が診ると、確かに両方の頬《ほほ》が赤く、酔っ払っているように見えました。もちろんお酒を飲んで来たわけではありません。軽い痛みもあるとおっしゃいます。

いろいろ検査をしましたが、特に異常はありませんでした。しかし、よく訊いてみると、一週間前に風邪を引いたので近くの先生から薬をもらって五日間ほど飲んだ頃から、この症状が出てきたとのことでした。担当医は、「原因ははっきりしませんが、顔の痛みがおさまるまで、家でじっとしていてください」と注意しました。

次に彼女が来院したときには、だいぶ良くなっていたそうです。そして、その後二週間ぐらいで自然に元の状態に戻ったそうです。

内服薬によって光線過敏症になることがある

彼女の顔の赤みは、なんだったのでしょう？　本当はお酒を飲んでいたのでしょうか。実は、ニューキノロン系の抗生物質による光線過敏症だったのです。光線過敏症とは、通常では問題にならない程度の日光の暴露《ばくろ》によって皮膚に障害を来たす病態をさします。

内服した薬は、食道、胃を通って腸から吸収され、血液の流れに乗ります。血流に乗った薬は、体の隅々にまで届きます。そして、薬剤が効果を発揮する場所で薬として働くことになります。たとえば、膀胱炎《ぼうこうえん》なら膀胱で、肺炎なら肺でという具合です。しかし、飲んだ薬剤が体のいろいろな組織に染《し》み込んでいることなど意識しないのが普通です。

内服した薬剤は、肝臓や筋肉などのさまざまな組織で変化します。その変化した薬剤（代謝産物と呼びます）も、体のいろいろな組織に分布します。内服した薬剤そのもの、あるいは薬剤の代謝産物の一部は、皮膚の細胞にも分布します。内服した薬が皮膚にも分布して効果を発揮するから、水虫の飲み薬もあるわけです。

本題に入る前に、日差し（太陽光線）と色の関係を少し考えてみましょう。

黒色の布は、太陽光線のうちの赤外線を吸収しやすいので熱くなります。このことを利用して、真っ黒い布団カバーがダニ退治のために販売されています。中に布団を入れて干しておくと、布団の温度は六〇度以上になるとのことです。逆に白色のものは光を反射するのであまり熱をもちません。夏、白っぽい麻の着物をまとっているご婦人は、どこか涼しげです。このように、物質の性質によって光を浴びたときの反応が違うわけです。

皮膚に届いた薬剤に話を戻しましょう。

薬剤も、その化学的組成によって、光を吸収する度合いや光を浴びて起こる変化はさまざまです。薬剤には、光を吸収しやすいものがあります。また、薬の代謝産物にも光を吸収しやすいものがあります。光を吸収しやすい薬剤が皮膚細胞の中に含まれていると、皮膚が光を吸収しやすくなります。その結果、皮膚が傷害を受けるのです。

また、紫外線が皮膚細胞の中の薬剤と皮膚細胞内のタンパク質を結合させる結果、異常なタンパク質が作られるという説もあります。この光反応でできたタンパク質は異物なので、それを排除するためにアレルギー反応が起こります。その結果、皮膚に炎症が起こるのだともいわれています。

Lさんの顔の皮膚障害は、このメカニズムによるものだったのです。このように、日常では問題にならない程度の日光への暴露で皮膚が障害されることを「光線過敏症」といいます。

薬を飲んだ後は直射日光を避ける

光線過敏症を起こす薬剤には、以下のようなものがあります。

抗生物質として用いられているニューキノロン系抗菌剤は、その代表選手です。たとえば、フレロキサシン、スパルフロキサシンなどが光線過敏症を起こしやすいとされています。

また、抗てんかん薬、抗ヒスタミン薬、さまざまな抗癌剤、利尿薬、筋肉弛緩剤も光線過敏症を起こします。たとえば、スパルフロキシサンでは、重要な基本的注意として次のように明記されています。

『光線過敏症（まれに水疱《すいほう》を伴うことがある）、全身発疹等の皮膚症状が現われることがあるので、投与にあたっては、事前に患者に対し、以下の点について指導すること。

●日光曝露をできるだけ避けること。

●発疹等が現われた場合には、服薬を中止すること。

また、このような症状が現われた場合には、投与を中止し、適切な処置を行なうこと』

それでは、いったん光線過敏症になると、その後ずっと光に過敏反応する皮膚になってしまうのでしょうか？　ご安心ください。皮膚細胞の中の薬剤は代謝されますし、薬を含んだ皮膚は脱落して徐々になくなっていくので、一生、光に過敏反応する皮膚になることはありません。たまたま、反応しやすいときに日光を浴びると一過性の障害が出るのです。

なお、打ち身や打撲《だぼく》のときに貼る貼り薬をはがした後でも、日光を浴びると赤くなることがあります。これは皮膚細胞に薬剤が残っているからで、これも光線過敏症のひとつです。もちろん塗り薬の場合も同じです。

Lさんは、日光がよく当たる顔に障害を受けて赤くなってしまったのです。数週間後に自然に治ったのは、その後日光に当たるのを避けたからでした。担当医の「家でじっとしていなさい」という注意は、実は治療になっていたのです。薬が皮膚から消えれば、光線過敏症は起きにくくなるはずです。このように、きちんと気をつければ一過性ですみます。

ただし、光線過敏症に気づかずに重い皮膚障害を起こすと、後々まで障害が残ることがあります。また、全身状態が悪化することもあります。薬を飲んだ後、日光に当たったところがいつも以上に赤くなったり痒くなったり、水疱が出てきたりした場合には、要注意です。

まとめ

1　**ニューキノロン系の抗生物質**によって**光線過敏症**になることがある。

2　光線過敏症とは、通常は問題にならない程度の日光を浴びることによって**皮膚**に障害を来たすことをいう。

3　これは、皮膚の中に分布した薬剤（またはその**代謝産物**）が原因である。

Column 6　知っていると役立つ知識

●血液検査・その6　正常値

血液検査の解説の最後に、正常値について少し触れておきましょう。

漏れ出し系の逸脱酵素のところで書きましたが、これらの酵素はその酵素の力で試薬が変化することを検知しています。

たとえば、ある酵素が存在すれば青色の試薬が赤色になるとします。酵素とその試薬を混ぜると、酵素の量に応じた化学反応が起き、赤色が増してくるので、どれくらい赤くなったかを検知して酵素の量を測定するわけです。

現在では、この方法はほぼ全自動化されています。また、各施設間での誤差が少なくなるように工夫されてきました。

私たちの体は、常に合成と崩壊吸収を繰り返しています。つまり、一定量の細胞が壊されては再生されているので、必ずある量の逸脱酵素が存在します。ですから、たとえばGOTがゼロということはありません。

逸脱酵素の量には個人差があるし、同じ個人でも体調で異なります。筋肉の多い人はCKが多い傾向にあるし、ミネラルのバランスも人によって異なります。

私も、たまたま深酒した翌日に検診があって、データを見たスタッフに大笑いされたことがあります。

それでも、統計学的に「だいたいこのあたりに落ち着くのが正常」という値の幅を決めて、それを正常値としているのです。ですから上限と下限があります。

検査結果の数値の1つを見ても何かを判断することはできない場合が多いので、総合的に判断します。

ですから、細かな数字に一喜一憂するよりも、その変化や推移に注意するとよいでしょう。

11 あらゆる薬に可能性のある副作用

【病名】さまざまな病気
【副作用の症状】皮膚粘膜眼症候群（スティーブンス・ジョンソン症候群）
【薬剤名】アジスロマイシン水和物などあらゆる薬剤

【再現ドラマ】

銀行の窓口で忙しく働いていたYさんは、ある冬の日、朝から発熱し、咳が止まりませんでした。痰も多いので、昼休みを利用して近くのクリニックに行きました。

Yさんはクリニックの先生に、「今は決算時期なのでどうしても休めないのです。早く治る薬があったら出してください」とお願いしました。

「それじゃ、咳止めと解熱剤、それから最近新しく使えるようになった良く効く抗生物質を出しておきますので、良くならなかったらまた来てください」

Yさんは、全身のだるさをおして銀行に戻り、すぐに内服を始めました。

翌朝、起きてみると、昨日よりも少し喉が痛く、唇が腫れぼったく感じられます。しかし、あまりひどくなかったので、「風邪が治りかけているのかな」と思っていました。前日と症状はあまり変わらないので、出勤することにしました。

「どうしたのYさん。眼《め》が充血しているわよ。具合が悪いのなら休んだほうがいいんじゃない?」と、朝会った同僚が心配してくれました。

「なんだか乾き眼みたいな感じで眼がゴロゴロするの。でも大丈夫。いまは忙しいときだから、少しぐらい調子が悪くても休んでなんかいられないでしょう」と言って、夕方まで仕事を続けました。

しかし、家に帰って鏡を見ると、顔に赤いボツボツが出ています。そのうえ全身が赤くなり、ところどころに水疱ができていて、痛みも伴っています。そこで、まだ開いている駅前の皮膚科に行きました。

皮膚科の先生は、Yさんを見るなり顔色を変えました。「これは大変だ!」

そして簡単に説明した後、「近くの総合病院いや大学病院を紹介しますので、すぐに救急車で行ってください。入院して治療する必要があります」

Yさんは、先生の慌てぶりを見て不安になりましたが、その後起きた大変な事態はまったく予想できませんでした。

生命にかかわる皮膚障害をもたらす副作用

薬剤による皮膚障害で忘れてならない症状があります。それは、スティーブンス・ジョンソン症候群（SJS、皮膚粘膜眼症候群《ひふねんまくがんしょうこうぐん》）です。これは、薬の内服によって引き起こされる疾患の中でも、最も重症の病気のひとつです。重要な点は、どの薬でもこの重篤な副作用が起こる可能性があることです。

唇の荒れがひどいなと思っていると、それほど時間をおかずに口の粘膜がひどくただれてきます。次いで、全身の皮膚が赤くなったり、薄い皮をかぶった簡単に破れる水疱ができたりします。また、眼がゴロゴロしたり、眼（角膜）が乾いたように痛くなったりします。

この状態で医療機関を受診しても、症状が軽い場合には見逃されてしまい、その後急速に重篤になってしまうことがあります。Yさんの場合は、優秀な皮膚科医に診てもらい、すぐに専門医による入院治療に進むことができました。

もしも治療せずに様子を見ていると、症状はすぐに全身に広がり、重度の火傷《やけど》をしたように皮膚がむけてしまいます。一日でずるむけになることさえあります。たとえ治療が開始されてもどんどん症状が進み、全身の皮膚、粘膜がただれ、眼にも大きな障害が出て、命を脅《おびや》かすようになります。

確率はたいへん低いのですが、いったん発症すると重篤になるので、ひじょうに恐ろしい副作用です。そして、この疾患を比較的引き起こしやすい薬もありますが、どの薬剤でも可能性のあることを忘れてはなりません。したがって薬を内服するときには、すべての薬についてSJSの説明をしなくてはならないはずです。しかし、すべての薬についてこの副作用の説明をしても不安感をあおるだけの結果になりかねません。そのために、医療機関はSJSについてきちんと話さない傾向があります。したがって、このSJSについて知っていただくことは、この本を書く主な目的のひとつなのです。

ところで、SJS発症の確率は低いと言われていますが、よく調べてみるとそれほど稀なことでもないのです。

厚生労働省のまとめでは、二〇〇一年四月から二〇〇三年十月末までの二年七カ月の間に一〇六四例の報告がありました。これらの症例に関係があるとみられる薬の成分は、二八三種類にものぼります。

以上のことは、スティーブンス・ジョンソン症候群が「ひじょうに稀」といわれるよりも多く発生していることと、特定の薬剤によって引き起こされるものではないことを意味しています。また、この報告例の中には、風邪薬などの市販薬も五八例含まれており、市販薬ならば安全とはいえないことも分かります。このこともよく憶えておいてください。

全一〇六四例のうち七〇二例は症状が軽くなりましたが、一〇六例は薬とのかかわりによって死亡し、ほかに後遺症や未回復の例もあるとしています。このように、スティーブンス・ジョンソン症候群は、いったん発症してしまうとひじょうに重篤で注意が必要です。

比較的起こしやすい薬剤も報告されています。

最近では、アジスロマイシン水和物《すいわぶつ》(ジスロマック)について、平成十四(二〇〇二)年度に厚生労働省から、以下のような通達が出ました。

『本剤によるスティーブンス・ジョンソン症候群(皮膚粘膜眼症候群)、中毒性表皮《ひょうひ》壊《え》死《し》症及びショックについては、海外での市販後の成績に基づき、二〇〇〇(平成十二)年六月の発売時より「重大な副作用」として使用上の注意に記載し、注意を喚起してきた。が、発売以降、本剤との因果関係を否定できないスティーブンス・ジョンソン症候群二一例、中毒性表皮壊死症一例、ショック(アナフィラキシー様症状を含む)二五例が報告されたことから、「重要な基本的注意」の項に本剤投与時の患者への説明等を追記するなど使用上の注意を改訂し、より一層の注意喚起を行なうこととした。平成十四年五月三十日、医薬品・医療用具等安全性情報一七七号』(報道発表資料)

このように報告されている薬剤はかえって医師も注意しているので、その意味では早期発見される可能性が高いかもしれません。問題なのは、スティーブンス・ジョンソン症候群が、「市販の薬剤を含め、あらゆる薬剤で引き起こされる可能性がある」ということなのです。

スティーブンス・ジョンソン症候群の症状の詳細

スティーブンス・ジョンソン症候群（ＳＪＳ）の症状について、もう少し詳しく見てみましょう。ＳＪＳは、一九二二年に米国で発見され、一〇〇万人当たり年間一〜六人が発症するとされています。

ＳＪＳは、それまでの病歴（アレルギーをもっているとか、高血圧であるとか）に関係なく、突然発症します。薬を使い始めて数日から一週間後、早ければ翌日から皮膚に痒みなどを感じます。次いで、いろいろな発疹（赤い発疹が多い）が現われ、白眼が赤く充血してきます。その後、すぐに四〇度を越える高熱が出たかと思うと、先ほどの発疹が急速に全身に広がり、皮膚粘膜がただれ、火傷様の状態となります。内臓の粘膜もただれることがあります。

この反応は、急激で重篤なアレルギー反応と考えられ、この炎症が起きている急性期にステロイドで治療しなくてはなりません。

ところが、症状が出てきたときには、すでに皮膚をはじめとしてさまざまな臓器が障害されていることが多いのです。逆に、すでに障害を受けているので症状が出るとも考えられます。ひどい炎症は、皮膚、粘膜、眼、内臓に及び、それらを診察治療できる総合病院に入院する必要があります。

炎症が無事におさまって命をとりとめても、炎症が起きた際に瞼《まぶた》や涙腺、角膜に大きなダメージを受け、その後も苦しんでいる人がたくさんいます。ＳＪＳであることに気づくことの大切さはここにあります。ですから、普通では考えられない唇の荒れや出血、眼の充血、発熱や皮膚の症状などが出たら、次の外来など待たず、すぐに受診しましょう。

早期の発見にはひじょうに大きな意味があります。急性期の治療の内容によって、その後の障害が大きく違ってくるからです。それでも、なかなか治療に反応しないケースもあって、実にやっかいな副作用です。

繰り返しになりますが、先ほど書いたように、皮膚がただれるＳＪＳというアレルギー反応は、すべての薬剤で引き起こされる可能性があります。しかし、医師が処方するときや薬局が薬を渡すたびに、それぞれの薬の作用に加えＳＪＳについて説明することは、実際上、時間的に困難です。処方薬だけでなく、市販薬でも引き起こされる可能性があるので、ぜひ頭の片隅に置いておいてください。

これまで、いろいろな薬剤がその薬特有の作用をもち、予想もしない症状を引き起こすことを書いてきました。ところが、ＳＪＳは、薬剤の種類と関係なく突然起こる副作用です。このような「アレルギー反応」の機序に基づく症状は、もともとの薬が有する性質とは無関係に起きてきます。そのため、どんな薬剤でも引き起こされる可能性があるわけです。

血圧が急激に低下するアナフィラキシーショック

もうひとつ、どの薬剤でも引き起こされることのある副作用を紹介します。

薬剤によって急激に血圧が下がり、命にかかわる状態を起こすことがあります。これをアナフィラキシーショックといい、やはりどの薬剤でも起こる可能性のある副作用です。しかし、これを引き起こすのは薬剤だけではありません。たとえば、初めてミツバチに刺《さ》されたときには腫れる程度ですんだとします。しかし、しばらくして二度目に刺されたときには血圧が急激に低下し、呼吸状態も悪くなり、命にかかわることがあります。

この仕組みを利用したサスペンスもありました。いったんミツバチに刺される状況にしておいて、数日後、そっと車の中にミツバチを放しておくわけです。

これは、ミツバチの毒が体に回ってしまったからではありません。最初に刺されたとき、体内にミツバチの毒に対する準備ができます。そこに再びミツバチの毒が入って来たことで、過敏なアレルギー反応が起きてしまうのです。これもアナフィラキシーショックです。

やっかいなことに、アナフィラキシーショックは、このように準備がなされているところに起きるとは限りません。ミツバチの最初の一撃でショックを起こすこともあるのです。そのため、森林作業をする人たちは、ハチ毒のアナフィラキシーショックのためのエピネフリン自己注射剤（エピペン）を常に携帯しているそうです。

抗生物質を内服したら意識を失って救急車で運ばれた、点滴をしてもらった後、会計のところで気を失ってしまった、というケースもあります。あるいは、植物にかぶれたり、エビにあたったりして急激に血圧が低下して意識を失い、ショック状態に陥るケースもあります。

ある著名な写真家から、「沖縄に撮影に行ったとき、モデルの女性がソバを食べたいと言うので、一緒に食べたのです。ところが、ソバを食べてしばらくしたら、彼女は急に血の気がなくなり、意識を失って倒れてしまったのです。すぐに救急車を呼んで病院に運んだのですが、病院の救急ベッドで点滴を受けている彼女の顔は死人のように真っ白でした」という話を聞いたことがあります。

おそらく彼女は、ソバによるアナフィラキシーショックに陥ったのでしょう。このような場合には、血圧を保つために急いで点滴します。また、状況によっては強心剤や血圧上昇薬を用いた治療をしなくてはなりません。どれだけ早く治療できるかが勝負です。

アレルギー性の副作用はひじょうに多彩です。このように、薬剤選択性のない（どの薬剤でも起こりうる）副作用は、ほかにもいくつかあります。発熱や皮膚の発疹（蕁麻疹）、だるさなどの全身症状、喘息などの呼吸困難、手足のむくみなどです。

また、採血して調べると、白血球の数が極端に減っている顆粒球減少症になっていたり、血液を固めるのに必要な血小板という成分が減っていたりすることもあります。

まとめ

1　薬剤によって、急速に悪化する皮膚、粘膜、眼（角膜）、内臓などの多岐にわたる障害を**スティーブンス・ジョンソン症候群（SJS）**または**皮膚粘膜眼症候群**といい、見逃してはならないひじょうに重篤な症状で、処方薬・市販薬を問わず、**あらゆる薬剤**で起こる可能性がある。

2　SJSでは、**唇の荒れや出血**、**眼の充血**、**皮膚の赤みや水疱**などが最初の重要な手がかりとなる。

3　一方、薬によって突然血圧が下がって意識を失う、**アナフィラキシーショック**という副作用もある。これは薬だけでなく、食物、虫毒、植物など、**あらゆるもので起こる可能性**があり、救急の治療が必要である。

12 漢方薬で息苦しくなる

【病名】肝臓病
【副作用の症状】息苦しさ、咳、発熱、肝障害、腎障害、薬剤性間質性肺炎
【薬剤名】小柴胡湯、柴苓湯、柴朴湯、柴胡加竜骨牡蛎湯、辛夷清肺湯

【再現ドラマ】

長いこと肝臓病を患《わずら》っているLさんの病状は、一進一退でした。もう何年も病院に通い、少し疲れてきていました。

「ねえ先生、いろいろな薬をもらっているけど、僕の肝臓は完全には良くならないんですよね。それならば漢方薬に替えてくれませんか。副作用が少なく、長く飲めば効果があると周りの人も薦めてくれるんです」

主治医は、「そうですね。Lさんの肝臓病は長く付き合わないといけないからね。じゃ、漢方に替えてみましょうか」と、漢方薬を処方しました。

数カ月後、Lさんは外来で主治医に言いました。「最近、風邪を引きやすくて咳が止

まらないのです」

主治医は胸の音を聴きましたが、異常はありませんでした。そこで、咳止めの薬を出して様子を見ることにしました。しかし、しばらく咳止め薬を飲んでみましたが、咳は止まりません。「先生、薬が効かなくて、だんだん悪くなっているようなのですが……」

主治医は、もう一度胸の音を聴きました。「うーん？」ちょっと引っかかるものがあります。「レントゲンと胸の輪切り写真（CTスキャン）を撮ってみましょう」

「どこか悪いのですか？」

「胸の音がちょっと気になるのです。検査の結果はすぐにお話しします」

Lさんは言われたとおり検査を受けました。

「Lさん、胸のほうに早く気がついてよかったですね。漢方薬が悪さをしているみたいですよ」

Lさんはびっくりしてしまいました。「漢方薬には副作用がまったくないと聞いていたのに!?」


漢方薬が「間質性肺炎」を引き起こすことがある

「漢方薬を内服していて呼吸困難に陥った」という報告がありました。息苦しさをもたらす間質性肺炎《かんしつせいはいえん》という病気を引き起こしたのです。なんらかの原因で、漢方薬に不純物でも混ざっていたのでしょうか？　そうではないのです。漢方薬そのものが、普通の肺炎とは異なる、間質性肺炎という独特の疾患を引き起こしたのです。

一般に漢方薬は、自然の生薬なので副作用の心配はないと考えられがちです。しかし、植物などから採ったものであっても、漆《うるし》かぶれのように人に影響を及ぼすことはよくあることです。また、自然界のものを採取・抽出して作っているために、有効成分の容量や内容などが完全には解明されていません。

漢方薬に対して化学的に生産する薬を「西洋薬」と呼ぶと、西洋薬は、原料から一貫して作成、精製し、その成分構成も一種類です。ですから、薬効を調べることもできますし、きちんと量を測って定量することもできます。一錠中の成分量を一定に保つこともできます。

一方の漢方薬は、さまざまな物から抽出された、いまだ解析されていない高分子の化学物質の混合体が有効成分です。最近では、どの成分がどのような効果をもっているかが解明されつつあります。薬効自体がきちんとしていて、信頼できるものもたくさんあります。それでも、漢方薬自体が複合体なので、何が体のどこにどう作用したか調べることは困難です。全体として、結果的に症状の緩和に役立つということになります。

漢方薬が症状の緩和に寄与するということは、人体になんらかの影響を及ぼしていることになります。そうであれば、西洋薬と同様、本来の目的以外の作用をもつ可能性も当然高いわけです。その作用のひとつが間質性肺炎です。

肺の仕組み

それでは、間質性肺炎とはどのような病気でしょうか。遠回りのようですが、肺の構造から理解する必要があるので、しばらくお付き合いください。肺の構造を知ることは、きっとほかの面でも役に立つと思います。

肺は、息を吸ったり吐いたりすると膨らんだり縮んだりする組織です。肺の役割は、体に酸素を取り込み、体の中で発生した二酸化炭素を排出することです。この作業を医学用語で「ガス交換」といいます。

吸った空気は、喉ぼとけのある太いチューブ（これを「気管」といいます）を通って肺へ行きます。気管は、洗濯機の排水チューブや掃除機のチューブのようになっています。

喉ぼとけのあたりに触るとゴツゴツしますが、これは気管がつぶれないように支えている軟骨（輪状軟骨といいます）です。

喉ぼとけを過ぎた後、気管は胸の真ん中あたりで左右に分かれ、その先では樹の枝のように無数に枝分かれした気管支に至ります。細くなるにつれ、輪状軟骨は姿を消し、「肺胞《はいほう》」

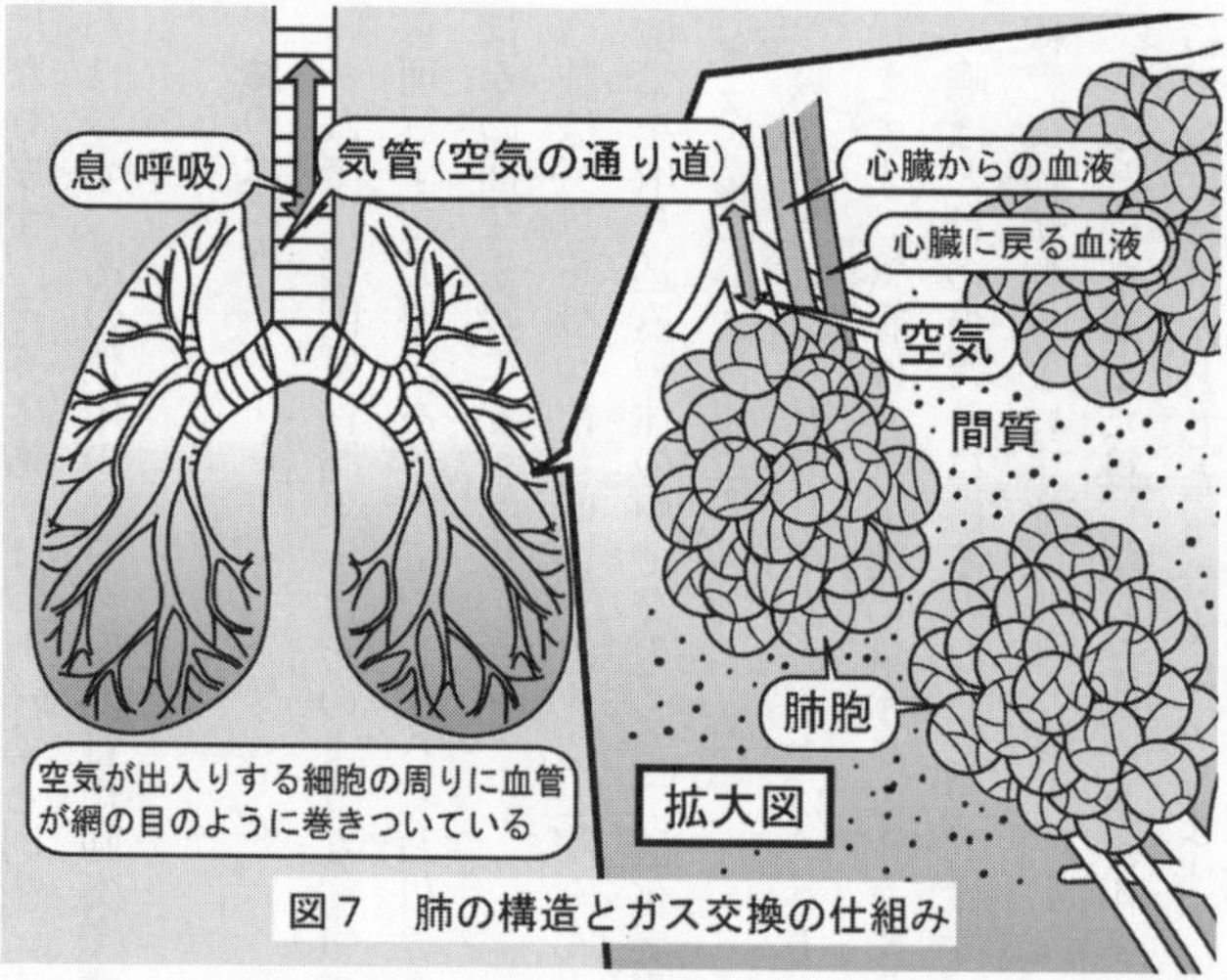

図7　肺の構造とガス交換の仕組み

という小さな袋へとつながっていきます。肺胞はひじょうに薄い膜状の細胞から成っていて、ブドウの房のような形をしており、その周りを細い血管が取り巻いています。

肺胞のブドウの房の周りにある血管内の血液と、肺胞の中の空気が肺胞の膜を通して接することになります。この空気と液体が接するところで大切なガス交換が行なわれます。

つまり肺は、無数に枝分かれした枝の先に、微細なブドウの房のような形をした風船がついている形になっているわけです。このような形をとることにより、肺が機能できる表面積が飛躍的に大きくなるのです。もしも肺が単純に大きな風船のような形をしていたら、表面積の不足で人間の命を支えていくだけのガス交換はできないでしょう。

皆さんが吸い込んだ空気は、肺胞の隅々に行き渡っているのです。まさに肺胞のおかげで大切な酸素を取り込むことができているのです

漢方薬による間質性肺炎は免疫システムの異常から?

これで間質性肺炎の話に戻れます。間質性肺炎は、この肺胞と肺胞の間の「間質」と呼ばれる部分に炎症が起こる病気であることから、この名前が付けられました。

通常の肺炎は、細菌（バクテリア）によって肺胞にも間質にも炎症が起きます。これに対して、間質性肺炎は、肺胞よりも、その外側の間質に問題を起こす点に特徴があります。特定の場所にだけ炎症を起こすという特徴があるので、別の名前が付けられているのです。

間質性肺炎は、カビ、石綿や金属などの粉を吸い込んでも起こるし、薬の内服でも起こります。間質性肺炎を起こす薬剤としては、抗癌剤、抗生物質、不整脈の薬が知られています。

漢方薬による間質性肺炎は、この薬剤性間質性肺炎のひとつです。

実は、間質性肺炎の原因は、はっきり解明されていません。ただ、細菌やウイルスなどによって引き起こされる通常の肺炎とは異なるメカニズムだと考えられています。それは「免疫システムの異常」です。

私たちの体には、バイ菌などのさまざまな外敵に立ち向かうための免疫システムが備わっ

ています。たとえば、はしかに一度かかると、はしかウイルスに対する免疫システムが整うので、次にはしかウイルスが体内に入ることを防げるし、たとえ入って来てもすぐにやっつけてしまいます。

ところが間質性肺炎では、なんらかのきっかけで免疫システムが自分の肺に向かってしまい、肺の組織が障害されてしまうのではないかと考えられています。なぜ薬剤によって「自分で自分をいじめる」反応が生じてしまうのかは、いまだ解明されていません。

なお、漢方薬の中でも間質性肺炎を起こしやすいものがいくつか報告されています。それは、小柴胡湯《しょうさいことう》、柴苓湯《さいれいとう》、柴朴湯《さいぼくとう》、柴胡加竜骨牡蛎湯《さいこかりゅうこつぼれいとう》、辛夷清肺湯《しんいせいはいとう》などです。頻度は数万人に一人程度といわれており、それほど多くはありません。しかし、漢方薬内服の実数を調べるのが困難なので、正確な頻度は不明です。

原因は、生薬の中の成分が免疫システムのバランスを崩して間質性肺炎を起こすのではないか、といわれています。漢方薬はアレルギーなどに効果を示すこともありますが、間質性肺炎では、この免疫系システムの調整が裏目に出ているのかもしれません。

先日も、健康食品として販売されていた植物をお茶として飲んで間質性肺炎を起こして亡くなった人がいて、社会問題になりました。このような植物性の物質によってなぜ間質性肺炎が起こるのかについては、今後さらにメカニズムの解明が進むでしょう。

薬剤性間質性肺炎の症状と治療

薬剤性間質性肺炎は薬剤によって引き起こされる炎症ですから、治療では原薬剤の中止が第一です。次に、ステロイドなどによって炎症を抑える治療をします。

しかし間質性肺炎が進行すると、肺線維症といって肺自体が柔らかさを失って硬くなる病気になってしまいます。この肺線維症にまで進行してしまうと、炎症とは別に組織が機能を失って硬くなってしまうので、なかなか治療することができません。

これは、アルコール性肝炎ならばアルコールを止めれば元に戻るのに対して、アルコール性肝硬変にまで進行してしまうとアルコールを止めても肝臓が元に戻らないのと同じです。肝臓の組織に線維が析出《せきしゅつ》し、硬くなって機能を失っているからです。

ヒトの組織では、このように機能を失ってしまった部分が線維で置き換わり、硬くなってしまうことがよくあります。これは、炎症の起きた機能不全の組織をその場に閉じ込めるという意味で、防御反応のひとつとも考えられます。

ですから、間質性肺炎が起き始めたら、肺線維症になる前に早く気づくことが重要です。間質性肺炎の初期症状は、息苦しさ、咳、発熱などです。漢方薬を内服してこのような症状が出始め、それが続くようならば、すぐに主治医に相談すべきです。

医療機関では、呼吸音、胸部レントゲン撮影、薬剤のアレルギーテストなどを行ないます。

呼吸音では、髪《たば》の毛を束ねて捻《ねじ》ったときのようなパチパチ音（捻髪音《ねんぱつおん》）がしたり、胸部レントゲン撮影では特有のスリガラス状の変化が認められたりします。

しかし、初期ではなかなか判断できにくいことが多く、症状がないこともあります。そのため、診断のマーカー（指標）となる物質を探す研究がされてきました。そして最近、そのマーカーとして、免疫系細胞から放出される「血清中シアル化糖鎖抗原ＫＬ－６」という物質が有用ではないかと注目されるようになり、すでに実際に臨床の場で応用されています。この物質は、免疫システムが活性化されると上昇します。

前述したように、間質性肺炎では免疫システムが悪さをしているので、免疫システムによる炎症が起こると血清中シアル化糖鎖抗原ＫＬ－６が上昇するわけです。間質性肺炎の活動期には、血清中シアル化糖鎖抗原ＫＬ－６が六〇～八〇％の高値となります。

漢方薬によるその他の副作用

漢方薬のその他の副作用として有名なのは、肝障害と腎障害です。肝障害は、漢方薬に含まれている成分が直接、肝臓に障害を与える可能性が指摘されています。

腎障害については、アリストロキア酸という物質が原因となる場合があります。この物質が含まれた漢方薬やハーブによって腎障害が多発し、チャイニーズ・ハーブ・ネフロパシー

(Chinese herb nephropathy、中国ハーブによる腎障害)という名で報告されています。

さらに、障害された腎臓に癌が発生していたこともあると報告されているので、注意が必要です。漢方薬に用いる植物は、もともと限定されたものですが、植物の取り違いや混入によるのではないかと指摘している研究者もいます。

漢方薬は、病院で処方されるほかに個人輸入もされています。最近ではとても便利になり、インターネットを通じて個人輸入することも簡単にできるようになりました。個人輸入する漢方薬には、純度などに問題があるものもあることが指摘されています。個人輸入の漢方薬によって腎障害が引き起こされた例もあります。個人輸入した漢方薬を用いる際は、よく注意しましょう。

漢方薬は、無数の経験から導き出された、自然界の物質から抽出したものが有効成分です。先人たちの知恵の塊と考えてよいでしょう。

自然界にはキノコ、貝、フグ、クラゲなどの高分子化合物で、ある種の毒をもつものが少なからずあります。おかしい言い方ですが、いくら自然のものといっても毒として人間に影響を与える物質を有していることがある、ということを示しています。

自然のものから抽出したのだから絶対に安全というわけではないことを、頭の片隅に置いておく必要があります。

まとめ

1　吸い込んだ空気は、**肺胞**と呼ばれる小さな袋に到達する。この肺胞と肺胞の間を**間質**という。

2　漢方薬によって間質に炎症が起きる**間質性肺炎**という病気を発症することがある。

3　このタイプの炎症は、**シアル化糖鎖抗原KL‐6**という物質がマーカー（指標）になることがある。

4　漢方薬は自然界のものから抽出した先人たちの知恵の塊であるが、同時に**副作用**があることも忘れてはならない。

Column 7　知っていると役立つ知識

●高血圧について・その1　血圧に影響する3つの因子

心臓は安静時で1分間に60～80回ほど拍動して動脈に大量の血液を送り出します。この血液が動脈壁を押す圧力が血圧です。

自動血圧計には、肘《ひじ》や手首、指で計るものもあります。これは、動脈の圧力を計測できる場所が、体表面で動脈に触れることのできる肘や手首や指にあるからです。

心臓から送り出された血液は、体の隅々まで網の目のうように張り巡らされた血管の中を流れ、臓器に酸素や栄養を運ぶとともに、不要になった物質を持って帰って来ます。

では、動脈の壁を押す圧力が増すのはどんな場合でしょう。ポンプである心臓ががんばり過ぎても、外部から圧力がかかって血管の容積が小さくなっても、また、流れる血液量が増えても、動脈の血管壁の圧は上がります。つまり血圧には、心臓のポンプ作用、血管の容積、血液の量の3つが影響しているのです。

13 咳止め薬で便秘になる

【病名】慢性呼吸不全、喘息、呼吸器感染症など咳のでる疾患
【副作用の症状】便秘
【薬剤名】リン酸コデイン、濃厚ブロチンコデイン

【再現ドラマ】

ある日、バーのママをしているヘビースモーカーのBさん（四〇歳）が、「お腹が痛くて困る」と言って外来を受診しました。一カ月ほど前からときどき痛くなったのですが、最近少しずつ痛くなる頻度が多くなってきたそうです。常連の一人であるクリニックの先生に持病の咳を診てもらっていたのですが、彼に「腹痛を詳しく診てもらったほうがいいよ」とバーのカウンター越しに言われ、消化器内科を受診しました。

身長一六〇センチ、体重七〇キロくらいの大柄な女性です。横になってお腹を触診（お腹を押して痛みがあるかどうか調べること）すると、お腹全体が張っていて、どこということなく痛いと言います。

衣服を整えてもらってから担当医がもう一度話を聞くと、ひどい便秘で、四日に一度ぐらいしかお通じがないこともあるそうです。便秘による腹痛が疑われたので、外来で浣腸をして様子を見ることにしました。

しばらくすると、すっきりした様子でトイレから出て来て、「腹痛はとれました」とのことでした。下剤を処方して、しばらく様子を見ることにしました。

ところがBさんは、予約の日より前に来院して、またお腹が痛いと言うのです。診察すると、同じようにお腹が張っています。そして、「先生にもらった下剤、全然効かなかったわよ」と言います。

担当医は、「おかしいなぁ、けっこう強い下剤なんだけどなぁ……」と頭をかきましたが、念のために服用中の咳止め薬を見せてもらいました。

「これか！」と膝《ひざ》を叩《たた》き、「あなたの便秘はこの咳止めによるものですよ。まずタバコを止めて咳が出ないようにし、咳止め薬を止めましょう」

Bさんは、お腹が痛くては仕事ができないので、しぶしぶタバコを止めました。同時に咳止め薬を飲むのも止めました。

次の外来ではニコニコしながらやって来て、「先生、便秘が治ってお腹も痛まなくなりました。しかも、体重が二キロも減ったんですよ」

「肺癌のリスクも減るし、咳も止まるし、お腹も大丈夫。よかったですね」と、担当医はほっとしました。

咳反射と咳止め薬の関係

女性にとって、便秘はやっかいな病気です。薬局にいくと便秘薬のパッケージが所狭しと並んでいます。ダイエットの効用を謳っているものもあります。

咳止め薬（鎮咳《ちんがい》薬といいます）の中には、ひどい便秘を起こすものがあります。リン酸コデインがその代表です。桜皮エキスと混ぜた濃厚ブロチンコデインというシロップ剤もそのひとつです。

咳は、私たちにとって大切な反射作用です。普通は空気しか入ってこないところに別なものが入ってきたら追い出さなくてはなりません。また、気管に粘液や痰《たん》が詰まったときには、それらを外に出さないと、肺胞までの空気の出入りが障害されてしまいます。だから、それらの障害物を強い気流で吹き飛ばそうとします。それが咳です。

喉や気管にあるアンテナが「咳をしなくてはならない」という情報を受け取ると、胸や首を通る神経を介して脳にその情報が伝えられます。脳では、その情報を分析し、咳をするように胸に伝えます。その結果、咳が出ます。中枢が情報を受け取ると瞬時に判断して反応が起こるので、咳反射と呼ばれます。反射とは、意識下にプログラムされた反応が素早く起こることをいいます。

さて、咳を止めるにはどうしたらよいのでしょう。喉や気管のアンテナをあまり刺激しないようにするのもよいでしょう。アンテナの感度を下げてもよいでしょう。情報を受け取っても咳の命令を出さないように、中枢を抑えてもよいでしょう。それぞれの鎮咳薬がありますが、先ほど出てきたリン酸コデインは、中枢に働く効果の高い鎮咳薬です。コデインは消化管の運動を抑制する作用も強く、これがBさんの便秘の原因でした。

リン酸コデインは、モルヒネと同じオピオイド系の薬剤といわれるもののひとつです。この消化管抑制作用を逆に利用して、モルヒネやリン酸コデインが下痢止めに使われることもあります。

モルヒネは、よく癌の疼痛コントロールに使われる薬剤です。その場合には、疼痛がなくなるところまで、きちんとモルヒネを用いることが大切ですが、その際も、モルヒネによる便秘のコントロールが大きな課題となります。

リン酸コデインには、咳を止めるだけでなく、呼吸機能の抑制作用もあり、咳が出ているからといってやみくもに内服するのは危険です。たとえば、痰を切りやすくする薬や気管のアンテナを鈍くするような薬の併用でリン酸コデインの量を減らすこともできます。

「痰を切る」薬には、気管の分泌をうながしたり、痰の硬さを取るようにしたり、気管を滑《すべ》りやすくする薬があります。

アンテナを鈍くすることについては、テオフィリンなどのキサンチン誘導体の仲間や、ベータ刺激薬があります。ベータ刺激薬は、内服のほか、吸入薬、貼り薬があり、状況に応じて用いることができます。Bさんは、タバコの煙で気管のアンテナを刺激し続け、咳反射が出たのでした。タバコで刺激し続けている一方で、中枢で情報をブロックするのは、古い言葉で言えば一方で火をつけ、他方でその火を消すという「マッチポンプ状態」です。このような原因があるときには、単に咳を止めるのではなく、その元を断つ努力が必要です。

なお、総合感冒薬にも咳止めが含まれていることがあります。風邪薬を飲んで便秘に悩まされたら、この事実を思い出してください。

まとめ

1 咳止め薬（鎮咳薬）の中には、ひどい便秘を起こすものがある。その代表は**リン酸コデイン**や桜皮エキスと混ぜた**濃厚ブロチンコデイン**というシロップ剤である。

2 咳は、気管を詰まらせる障害物を強い気流で吹き飛ばそうとする**反射作用**である。

3 **総合感冒薬**にも咳止めが含まれていることがあるので、やはり便秘になることがある。

14 パーキンソン病の薬で幻覚が起こる

【病名】パーキンソン病
【副作用の症状】幻覚
【薬剤名】ドーパミン、ドーパミンアゴニスト

【再現ドラマ】

夏のある日、私が病室を訪れると、体を丸くして寝ているパーキンソン病の七〇歳台の女性のBさんが、こちらに背を向けて誰かに話しかけています。窓の向こうには、庭の樹々の緑が風に揺《ゆ》れていました。

Bさんは、だれかと小声で一生懸命話しています。手振り身振りで何かを説明しているようです。私は、いつものお孫さんが来ているのかと思って近づいて行きました。お孫さんは、青いワンピースの似合う、ショートカットの四、五歳のかわいい女の子です。

私は、「かわいいお孫さんですね」と言おうとして近づきました。ところがそこには誰もいなかったのです。私はびっくりしてしまいました。なんと、Bさんは、虚空《こくう》に向

かって一生懸命話していたのです。

私は落ち着きを取り戻して、「どなたとお話ししているのですか?」と訊ねてみました。

振り返ったBさんは、「今日は小人さんなの」と真顔で答えます。そして、「だいたい決まってお昼過ぎに来るのよ。小人さんなんておかしいでしょ。小人さんなんかいるはずないと思うのだけど、見えるものだから、寂しい思いをさせないようにお相手をしてあげているの。小人さんだけでなく、小さなものがいろいろ動いているように見えるの。昨日は猫かと思っちゃった。病院の中に猫はいないはずなのにね……」と言うのです。

パーキンソン病とドーパミンの関係

おばあさんは呆けてしまったのでしょうか? しかし、自ら「おかしいでしょ」と言うし、会話は正常です。では、なぜ決まった時間に小人さんがやって来るのでしょうか?

これは、抗パーキンソン病薬による「幻視」なので、お昼に内服薬を飲んでから一定の時間が過ぎると、「小人さん」がやって来るのです。

パーキンソン病は、脳のドーパミンの不足によって引き起こされる疾患です。パーキンソン病では、脳のさまざまなシステムに調子の悪い部分が出ていることが最近明らかにされてきましたが、やはりドーパミンの不足が症状の中核をなしていると考えられています。

パーキンソン病では、手足が震え、動作が緩慢になり、歩みが小幅になり、転びやすくなります。動作が緩慢になる症状が次第に進行してくると、ほとんど体が固まって動けなくなります。

ドーパミンは唯一といってよい特効薬です。ドーパミンを飲むと、それまでまったく動けなかった人がムクッリと起きあがって動けるようになる映画もありました。ドーパミン製剤の登場によって、パーキンソン病の患者さんは救われました。それゆえ、「夢の薬」「奇跡の薬」といわれました。

最初に登場したのは、ドーパミン単独の粉薬で、これは効果が充分ではありませんでした。ドーパミンは腸から吸収されにくく、さらに分解されやすい性質があります。それゆえ、ドーパミンとドーパミンを分解されにくくする薬剤との合剤が開発されました。さらに最近では、ドーパミンに似ているがドーパミンそのものではない薬剤（「ドーパミンアゴニスト」といいます）や、ドーパミンの分解を抑制する薬、ドーパミンの分泌を促す薬などが開発され、使用できるようになっています。いずれも脳内のドーパミンの機能を上げるように働きます。

副作用で幻覚が生じる理由

しかし、これら脳のドーパミン濃度を上げる薬は、すべてが幻視などの幻覚をもたらす可能性をもっています。どうしてでしょうか？　ドーパミンは、体をなめらかに動かすために必要不可欠な物質であると同時に、脳のいろいろな部位でも活躍している物質なのです。ドーパミンは、神経と神経の連絡をとる重要な神経伝達物質のひとつです。体の動きを司る部分と、物を考えたり認識したりする部分の両方で活躍している伝達物質だと考えると分かりやすいでしょう。余談になりますが、注意欠陥多動児（ＡＤＨＤ）という言葉を最近聞くようになりました。ＡＤＨＤの子どもの脳でも、このドーパミンの機能異常が推測されています。このように、ドーパミンは脳内で広範に機能する物質なのです。

体の動きを良くするためにドーパミンを内服すると、脳のドーパミン量が増えて確かに体の動きは良くなります。しかし、それと同時に脳のほかの部分にも影響が出てきます。そのひとつが先ほどの幻視ですが、幻聴や妄想など、ほかの幻覚症状を来たすこともあります。

たとえば、「ベッドサイドで誰かが話していてうるさい」と、ナースコールを頻回に鳴らすパーキンソン病の患者さんがいました。看護師さんが駆けつけても誰もいません。「ほら、四、五人で話していてうるさいでしょ。特に男の人の低い声が気になって眠れないの」と言います。しかし、看護師さんが耳を澄《す》ましても、話し声など聞こえません。

数時間すると、幻聴はスーッとおさまりました。ご本人は、「変だな？」と思っているようですが、「聞こえてくるのでどうしようもない」と言うのです。

体の動きを良くするために薬を内服してもらうのですが、この幻覚が難点です。私たち専門医は、体の動きは改善するが幻覚の出ない量という、難しい「落としどころ」を患者さんと相談しながら決めていくのです。

患者さんによっては幻覚には慣れっこになり、「少しぐらい何かが見えても体が動くほうがありがたい」と言う人もいます。そんな場合には、周りで介護している人たちとも相談して、薬の量や種類を決定していきます。幻覚が出て困るのは周りの人たちのことも多いからです。

てんかん薬が副作用を出さずにパーキンソン病に効く可能性

さきほどから、ドーパミンの話をしてきましたが、日本発のユニークな話があります。

これまでのパーキンソン病の薬は、ドーパミンとそれに似た形の化合物を中心に開発されてきました。ところが、ひょんなことからまったく別の薬が見つかったのです。

痙攣《けいれん》を起こすてんかんもあるパーキンソン病の患者さんにゾニサミドを使用したところ、てんかんのコントロールが改善したうえに、パーキンソン病もよくなったのです。

優秀な日本の神経内科医が患者さんの症状をきちんと観察していたおかげで発見できたのです。この薬のパーキンソン病薬としての道が開かれつつあります。この報告は画期的で、多くの患者さんの治療を変化させる可能性があると感じています。

私は、このように患者さんに役立つ画期的な情報が、すぐ目の前にあることに気が引き締まる思いをしたものです。たとえば、私の先輩は、心臓のシンチグラフィー検査（ラジオアイソトープ核医学検査）でパーキンソン病の患者さんに特有の変化が生じていることを偶然発見しました。現在では、この結果がパーキンソン病の診断に大きな影響を与えているほど重要な検査方法となっています。

本題に戻りましょう。先日、ドーパミン製剤とドーパミンアゴニストなどを服用している六〇歳台前半の患者さんと貴重な体験をしました。

彼は、ときどきフランスにまで仕事に行く優秀なインテリアデザイナーです。ずっと私の外来に通院していましたが、内服薬の効果が少しずつ悪くなってきたので、脳への電極植え込みによるパーキンソン病の治療を希望されました。そこで、手術の検討のために専門病院へ入院しました。その病院でいろいろ検討した結果、植え込み手術は行なわず、内服の治療をすることになりました。

その病院では、三カ月にわたってさまざまな種類と量の組み合わせで調整しましたが、どうしても幻覚が出てしまいます。彼の幻覚は、「恐い人が遠くから追っかけてくる!」「猛獣が襲いかかってくるから逃げないと!」という、やっかいなものでした。一時は、幻覚を抑えるための薬剤を使いましたが、これもうまくいきませんでした。幻覚に惑《まど》わされた彼は、病院の廊下を逃げ回り、奥さんは何度も病院へ駆けつけなければなりませんでした。

そこで、パーキンソン病のほうは少し目をつむり、幻覚の出ない程度の薬にしたところ、やっと落ち着きました。その後、古巣である私の病院へ転院してきたのです。

私は、再度ゆっくり抗パーキンソン病薬を増量していきましたが、やはり幻覚が出てしまいました。そこでまず、幻覚が出ない程度にドーパミンの薬を減量しました。それにつれて、彼は歩けなくなってしまいました。そこから再び薬剤の選択です。

私は、とりあえずゾニサミド(エクセグラン)を一錠処方してみました。

するとどうでしょう。朝、彼の病室へ行くと彼がいません。動けないはずだし、今日は検査もないはずです。「おかしいな?」と思って部屋を出ようとしたそのとき、自分で歩いてトイレに行って戻ってきた彼とばったり会ったのです。

私は、思わず「あっ!」と声をあげてしまいました。彼も「見つかった」という感じで舌をペロッと出して笑っています。なんと、あんなに薬の調節に苦労していたのに動けるようになっていたのです。その後は幻覚もなく、自分で歩いて通院しています。

ところで、同じ幻覚でも人によって、小人さんだったり恐い人だったり猫だったりと違うのはぜなのでしょうか？　まったく根拠はないのですが、概して女性の幻視はかわいいものが見えることが多いようです。一方、男性は追い詰められる幻覚が多いような気がします。もともとの性質と関係があるのでしょうか。答はまだ見つかっていません。パーキンソン病の薬は本当に奥が深いので、いつも考えさせられます。

パーキンソン病は、療養が長期間にわたる、かなり手強い病気です。少量の薬剤が効いてコントロールできている間はよいのですが、投薬量が増えてくると、どうしても好ましくない症状が増えてきます。近年は薬剤の種類も多くなっているので、ご家族とも相談して薬剤を決めていくことになります。がんばって治療していくことにしましょう。

まとめ

1　**パーキンソン病**の患者さんにとって、脳内の情報を伝える神経伝達物質のひとつであるドーパミンは特効薬であるが、リアルな**幻覚**（幻視や幻聴）をもたらすことがある。

2　最近、**てんかん薬のひとつ**がパーキンソン病に効果のあることが報告された。

15 パーキンソン病の薬で睡眠発作が起こる

【病名】パーキンソン病
【副作用の症状】睡眠発作
【薬剤名】ドーパミンアゴニストのプラミペキソール、ロピニロール

【再現ドラマ】

Rさんは六〇歳台の女性です。車の運転が好きで、よく郊外をドライブしていました。「安全運転がとりえ」ということで、これまで事故は一度も起こしたことがないとのことでした。パーキンソン病を患っていますが、薬がよく効いて、普通に生活できるようになっていました。

それは、晴れて気持ちの良い日でした。お孫さんの誕生パーティーをすることになっていたので、お花と夕食の食材を買うために車で出かけました。カーラジオからはモーツァルトが流れてきて、Rさんは鼻歌まじりで運転していました。海沿いの道を抜け、市街地にあるデパートに向かおうと、信号を右にゆっくり曲がりました。

「ウインカーを出して直進車を確認。信号も青で余裕だわ……」

次の瞬間、「あら、何が起きたのかしら？」Rさんは、額に急激なひどい痛みを感じました。Rさんの車は道路脇の大きな銀杏《いちょう》の木に正面から衝突したのです。ボンネットが跳ね上がり、煙がモクモク出ています。

車の調子が悪かったわけではないので、突然故障したとは考えられません。追突されたのでしょうか？

事故を見た人が通報してくれたので、やがて救急車がやって来ました。

「大丈夫ですか？　あまりスピードは出てなかったようですが、車はフラフラッと木に突っ込んだようですよ。頭を打ちましたか？」

「それが何も分からないのです。憶えていないのです。気持ちよく運転していていただけなんですけど……」

パーキンソン病の薬で睡眠発作

抗パーキンソン病薬の薬を飲んでいて交通事故を起こした人たちについての興味深い報告があります。交通事故を起こしたパーキンソン病の患者さんたちについて調べていた医学者が、あることに気づいたのです。それは、ある種の抗パーキンソン病薬を内服している人に事故が多かったことです。

すでに書いたように、パーキンソン病は体をスムーズに動かせなくなる病気です。しかしRさんは車の運転をするくらいなので、薬は良く効いていたのではないでしょうか？ それでは、なぜ交通事故を起こしてしまったのでしょう。

体が急に動かなくなってしまい、ブレーキを踏めなくなってしまったのでしょうか？ それとも急に震えが悪化して、うまくハンドルを動かせなくなってしまったのでしょうか？

どれも違います。正解は、突然の「睡眠発作」です。

睡眠発作とは

かつて、睡眠時無呼吸症候群で夜きちんと眠れなかった鉄道の運転士さんの話が新聞を賑《にぎ》わせたことがあります。夜間、肥満のせいで舌根《ぜっこん》が落ち込み、長い人だと二〇秒近く息が止まってしまいます。そうすると次第に窒息によって苦しくなるために、突然グアーッと大きな息をします。これが睡眠時無呼吸です。

無呼吸になるたびに睡眠が浅くなるので、夜中に何十回も起こされるような状態になります。努めて早めに寝ても、脳を休めることができません。そのため、昼間、本人も知らないうちに眠り込んでしまうのです。これが睡眠時無呼吸による睡眠発作と呼ばれるものです。

しかし、睡眠発作の原因は、このような潜在的な睡眠不足だけではありません。ドーパミンアゴニストと呼ばれるパーキンソン病薬でも報告されているのです。いろいろな種類のドーパミンアゴニストによって起こることが報告されていて、頻度は薬剤の種類によって異なっています。

ドーパミンアゴニストはその科学的構造の違いから麦角《ばっかく》系、非麦角系に分けられますが、非麦角系のプラミペキソールや、日本では発売されていないロピニロールによる睡眠発作が多いとされています。

一方、非麦角系ドーパミンアゴニストは、吐き気などの消化管症状が少ないこと、抗うつ作用が強いことなど、麦角系にはない良い効果をもっており、パーキンソン病治療にはなくてはならない薬剤です。

ドーパミンアゴニストによる睡眠発作は、ドーパミンアゴニストを内服している人が、電源が落ちたように突然意識がなくなる発作を起こし、交通事故を起こしたことが報告されたことがきっかけで知られるようになりました。

七〇歳台の男性は、奥さんを横に乗せていつもどおりに運転していました。そのときも、これまで何年間も飲んでいるパーキンソン病の薬を内服していました。

走っていた車が急に蛇行し始めました。奥さんが旦那《だんな》さんを見ると、眠り込んでいるように意識がありません。車は側道にはみ出し、街路樹に衝突してしまいました。二人は病院に運ばれましたが、旦那さんには普通に運転していたときの記憶しかありませんでした。衝突して少し意識が戻ったということです。

また、六〇歳台の女性の例も報告されています。もともと睡眠障害はなく、普通に暮らしていた主婦です。一人で車を運転しているときに睡眠発作に襲われ、カーブを曲がり切れずに事故を起こしてしまいました。

彼女の場合は、料理中に寝込んでしまうなどの発作を繰り返していたということでした。

もともとパーキンソン病の患者さんには不眠の人がたくさんいます。しかし、このようなドーパミンアゴニストによる睡眠発作は、睡眠不足が原因ではないと考えられています。

普通の人でも、前の晩になかなか寝つけなかった日は、一日中頭が冴《さ》えないものです。しかし、事故を起こした人たちの特徴は、以前から「眠くて眠くてじかたがない」とか「ボーッとしている」などというような前駆症状がまったくなかったことです。

ドーパミンアゴニストによる睡眠発作の特徴は、それまでなんともなかったのに、急に眠り込んでしまうことです。

ドーパミンアゴニストによって睡眠発作が引き起こされるメカニズムは、薬剤の脳への直接的な影響によるものではないかと推測されています。さまざまなドーパミンアゴニストを内服している患者さんのうち、五〜六%に睡眠発作が起こると報告されているので、頻度は高くありません。

睡眠発作が起きた際には、車の運転を止めるのが無難です。睡眠発作がない場合には、パーキンソン病の患者さんは病気のことを考えて慎重に運転するので、かえって事故を起こす確率は低いとされています。

次に、睡眠発作が起こる人と、起こりにくい人がいます。もし、先ほどの女性のように、料理中などに睡眠発作を起こしたことがあるならば、車の運転中にも睡眠発作を起こす可能性があることを自覚しましょう。

最近では、少しいやな気分がし、耐え難い眠気に襲われて発作が起こるケースがあることも明らかになりました。このような前兆がある人は、あらかじめ発作を知ることができます。

車を運転せざるを得ない場合には、主治医に相談し、内服薬を調節すればよいでしょう。抗パーキンソン病薬は種類が豊富なので、代替の薬を探すようにしましょう

ドーパミンアゴニストは、パーキンソン病の治療に不可欠の薬剤です。パーキンソン病治療薬の副作用というと、体の動きや幻覚に目が行きがちですが、このような珍しい発作もあるのです。

まとめ

1　ドーパミンアゴニストと呼ばれる抗パーキンソン病薬の一部では、突然の**睡眠発作**を起こすことがある。そのために、**交通事故**を起こしてしまったという報告もある。

2　その特徴は、スイッチが落ちるような突然の睡眠発作による**意識消失**である。

3　睡眠発作を起こしやすい**ドーパミンアゴニスト**の種類がある。

Column 8　知っていると役立つ知識

●高血圧について・その2　上の血圧と下の血圧

血圧には、126／80（mmHg）などと、上と下があります。

心臓が収縮し、大量の血液が血管に流れ込んで血管を内側から押す圧力が、上の血圧（収縮期血圧）です。しかし、心臓が拡張しているとき（血液を送り出していないとき）も、動脈の弾力性によって血管内の圧は一定に保たれます。これが下の血圧（拡張期血圧）です。

高血圧とは、上と下のどちらかが高くなっている状態をいいます。上が140mmHg（水銀柱を140mmの高さまで押し上げる力）、下が90mmHgを超えると高血圧と診断されます。

血圧の測定で緊張したり、測定の直前に走ったりすると、数値は高く出てしまいがちです。できるだけリラックスした状態で測定しましょう。

16 片頭痛の薬で胸部不快症状を来たす

【病名】片頭痛
【副作用の症状】胸部圧迫感、胸部苦悶感
【薬剤名】トリプタン

【再現ドラマ】

私が拝見している五〇歳台の男性は頭痛もちです。仕事場が近いせいもあり、ある日、「ひどい頭痛がする」と言って来院したのです。話を聞くと、いろいろな市販の頭痛薬を内服したが改善しないと言います。どうやら片頭痛のようでした。

また、一〇年ほど前から近くのクリニックで高血圧の薬をもらっていました。数年前には胸痛があって、狭心症発作の疑いがあると言われていました。

片頭痛には、最近、とても切れ味が良くて有効性も高いトリプタンという薬が使われるようになりました。私は、彼に頭痛の状態を記録してもらうための頭痛日誌を渡し、トリプタンを処方しました。

一カ月後にお会いすると、「いやぁ、あの薬は効きますね。長年の頭痛がおさまりました」と喜んでくれました。私は、数錠追加処方して、二カ月後にお会いすることにしました。

そして二カ月後に頭痛日誌を見せてもらいました。その間に七、八回の頭痛発作がありましたが、○薬は良く効いているようです。ところが頭痛日誌に気になるところがありました。

「この、『I』と書いてあるのはなんですか?」と訊ねると、「胸が痛くなって、また狭心症になったのかと思い、近くのM医院に心電図をとりに行ったのです。以前、狭心症はそのときに心電図をとらないと分からないから、胸痛が出たらすぐに来るように言われていたのです。しかし、異常はありませんでした。妻に、あなたは心配性なんだから、と笑われてしまいました」と、頭をかいています。

私は、その日誌を見てあることに気づいたのです。トリプタンを飲んだ日には、『ト』のマークをつけてもらうのですが、『I』マークがついている前には必ず『ト』のマークもあったのです。彼の言う「胸痛」はトリプタンによるものだったのです。

「トリプタンを飲んだ日に胸の症状が起きたのではないですか?」と訊くと、「そう言われればそうです。でも、トリプタンを飲んでも平気なときもあったから、気がつかなかったなぁ」

全人口の一〇～二〇%が片頭痛もち

片頭痛は、かつては「偏頭痛」とも書きましたが、今は片頭痛で統一されています。片頭痛の薬であるでトリプタン系製剤の主な副作用として、「胸部圧迫感」や「胸部苦悶《くもん》感」といった狭心症と見紛《まが》う症状のあることが知られています。彼は、トリプタンによる胸部症状を狭心症発作と思ったのでしょう。そのつど心電図をとっても正常だったことから、本当の狭心症発作ではなかった可能性が高いからです。

統計によって異なりますが、全人口の一〇～二〇%ほどが片頭痛もちだといわれています。民族差はあまりなく、どの国でも実に多くの人びとが片頭痛に悩まされているのです。特に女性の割合が多いことが分かっています。

これまで、単なる頭痛や肩こり（の延長）だと考えられていたものにも、片頭痛がたくさん混ざっていることが報告されました。

紛らわしいことに、片頭痛と書くと、頭のどちらか片側が痛い頭痛のようですが、そうではありません。片頭痛は頭に分布する血管が、急に過度に拡張することで引き起こされる頭痛です。

片頭痛は、肩、頸《くび》、頭の外側に分布する筋肉に痛み物質が蓄積して起こる「(筋) 緊張性頭痛」と対比して考えると、その違いが分かりやすいでしょう。片頭痛についての本もたくさん出版されているので、興味がある人は読んでみるとよいでしょう。

以前はよく、脳の血管が拡張しないようにする血管平滑筋の収縮薬であるエルゴタミン製剤やエルゴタミンとカフェインの合剤が用いられていました。しかし、効果が今ひとつだったし、エルゴタミン製剤には特有の強い副作用があったので、あまり積極的には使えませんでした。

エルゴタミンは麦角製剤ともいいます。麦角とは、麦の芽にできる黒いカビのことです。昔はそのような麦を食べると、消化管の平滑筋が収縮して激しい嘔吐に見舞われたり、流産してしまったり、血管の収縮による手足の障害が出たりするので恐れられていたのです。片頭痛自体が気持ち悪さを引き起こすうえに、エルゴタミンによる気持ち悪さが加わるため、内服できない人がたくさんいました。そのため、片頭痛の患者さんたち (私も含めて) の治療は、多少とも諦めの気持ちが混ざっていたものです。

その後、片頭痛にはセロトニンが重要な働きをしていることが判明しました。そのため、頭の血管にあるセロトニンの受け皿であるセロトニンレセプターに働きかける薬が開発されました。それがトリプタン系製剤です。

トリプタンは片頭痛への効果が高く、従来の治療薬の有効性が二〇％ほどに留まっていたのに対して、七〇〜八〇％の有効性をもつ薬剤として臨床に登場しました。効果も素早く、二〇〜三〇分で効いてきます。私もトリプタン（イミグラン）を飲んだときの効果にはびっくりしました。トリプタンは血管の拡張を抑える薬なので、いうなれば血管収縮薬ともいえます。それでも、トリプタンは脳の血管への特異性が高いため、心臓など、その他の大切な臓器の血管は収縮させないといわれています。

実際、もともと病気をもっていない人では、トリプタンを内服したことで狭心症や心筋梗塞などの血管系トラブルが増加することはない、という報告があります。

ただし、もともと狭心症、心筋梗塞、脳梗塞を患ったことのある人への安全性は確立されておらず、使用注意ないし使用禁忌となっています。

たいへん紛らわしいことに、トリプタンを内服すると、かなりの割合で胸部圧迫感などの胸部不快症状を来たします。脳以外の血管には影響を及ぼしにくいのに、なぜ胸部症状が出るのでしょうか？

はっきりした結論は出ていませんが、最近では、呼吸筋や食道など、胸の部分にある筋肉へのトリプタンの直接的影響ではないかといわれています。

狭心症をもっている人はどうするか？

それでは、先ほどの彼のように、狭心症をもっている人はどうしたらよいでしょうか。

トリプタンは片頭痛に良く効くとはいえ、胸部症状が出るたびに心電図をとりに行くのは面倒です。ところが、トリプタン内服後に起こる胸部症状は特徴的なものなので、症状をよく憶えておき、内服による症状だと割り切って気にしないようにするのもひとつの方法です。

また、片頭痛では命をとられることはないので、薬は止めて暗いところで静かにしているという方法もあります。片頭痛は周りの環境によって症状が悪化するからです。また、少し一時間ほどでよくなるので、様子を見るのもよいでしょう。

しかし、トリプタンを内服して胸部に不快感を抱えながら過ごすのは心配でしょう。高血圧を治療していたり、狭心症や脳梗塞を患ったことがあったりしてトリプタンの内服が難しいのであれば、高血圧の薬をリシノプリルやカンデサルタン（ブロプレス）に変えるのも良い方法です。

ヨーロッパでの発表を受けて、最近私は、高血圧を合併している片頭痛の患者さんにブロプレスを内服していただき、日本の頭痛の患者さんでも片頭痛の頻度が下がることを報告しました。高血圧と片頭痛の一石二鳥の治療です。別々に処方してもらうよりも内服薬を減らせるので、良い方法だと思っています（257ページ参照）。これによって、カルシウムチャンネル拮抗薬などの高血圧薬による頭重感も減るかもしれません。

再現ドラマに登場した彼の場合も、クリニックの先生にお願いして高血圧の薬をブロプレスに変更してもらったところ、片頭痛の頻度が下がりました。これによってトリプタンを内服する頻度が下がったので、胸部不快感を経験することはほとんどなくなりました。また彼は、トリプタンによって起こる「喉のあたりをジワッと押されるように感じる」独特の胸部症状を、自分でも判断できるようになりました。

神経内科での受診がお勧め

片頭痛はやっかいな病気ですが、このように切れ味の鋭い薬が開発されているので、頭痛の専門家でもある脳外科医や神経内科医に受診することをぜひお勧めします。

ところで、脳外科をほかの科と間違うことはあまりないでしょうが、神経内科には、精神科系の心療内科、神経科、精神神経科などの紛らわしい名称の科が多くあります。内科の専門分野のひとつである神経内科を受診しましょう。

胸部症状が多い場合には、先ほどのブロプレスのような代替薬がないか、ぜひ主治医に相談してください。

なお、片頭痛は、食べ物やストレス、冷房のあたりすぎなどの環境的因子でも増悪《ぞうあく》することが知られています。したがって、環境を整えることも片頭痛予防には大切なことです。環境を整えるだけで頭痛がおさまれば、それに越したことはありません。

すでに書いたように、私もひどい片頭痛もちです。右眼が見えずらくなったかと思うと、激しい頭痛が襲ってきます。子どもの頃に初めて頭痛を感じた日のことを今でもよく憶えています。

それは、夏の夕方のことでした。少し暑くて疲れていた私は、母から匂のきつい外国製の丸い飴《あめ》をもらいました。それを舐《な》めながら、オレンジと緑の東海道線の電車を見ているときに、突然頭痛がやってきました。そして、舐めていた飴玉とお昼に食べたものをみんな吐いてしまいました。今でも東海道線の電車を見かけると、この苦い記憶がよみがえります。

しかし、こんな迷惑な頭痛も、今では自分の体質のようなものだと割り切って受け入れています。トリプタンのような心強い味方も現われました。吐き気のために内服できない場合のために、トリプタンには点鼻薬もあります。自己皮下注射も使えるようになる予定です。こういい薬があるということだけでも充分に安心感を覚えるものです。なお、頭痛が軽いときには少し暗くて涼しい場所に隠れてじっとしているだけで良くなることもあります。

幸いにも私の場合、トリプタンによる胸部苦悶感は軽いものです。これからも、薬の振る舞いをよく知ったうえで、頭痛と付き合っていこうと思っています。

まとめ

1 トリプタン系製剤は**片頭痛**の特効薬である。

2 トリプタン系製剤では、**胸部圧迫感**（**胸部不快感**、**疼痛**《とうつう》など）が起こることがある。

3 **心筋梗塞**や**脳梗塞**などを患った人は、結果的に血管の収縮剤となるトリプタン系製剤を使ってはならないとされている。

Column 9　知っていると役立つ知識

●高血圧について・その３　３種類の高血圧の薬

血圧に影響するのは、心臓のポンプ作用と血管の容積と血液量の３つでしたね。

したがって、高血圧の薬はこれらの３つをターゲットにしています。

つまり、心臓のポンプ作用を落とすためにはベータブロッカーを、血管の容積を大きくするためには血管拡張薬を、血液量を減らすためには利尿薬をそれぞれ用います。

このうち、血管拡張薬としては、カルシウムチャンネル拮抗薬、ACE 阻害薬、アンジオテンシンⅡレセプター阻害薬（ARB）などが挙げられます。

高血圧の薬は、種類が多くて混乱しやすいのですが、これらのパターンを知ることで混乱を解消していただければ幸いです。

17 糖尿病の薬で呆け症状が出る

【病名】糖尿病
【副作用の症状】記銘力障害、呆け症状
【薬剤名】経口糖尿病薬、インシュリン注射

【再現ドラマ】

秋の昼下がり、八〇歳台の男性のIさんが、奥さんに付き添われて来院しました。奥さんは、最近「呆け」がひどくなり、アルツハイマーではないかと心配していました。物覚えが悪くなり、返事も少なくなったそうです。

T先生は、Iさんに「こんにちは」と挨拶しました。しかし、Iさんから返事が返ってくるまでにしばらく時間がかかりました。呆けているというよりも、応答が悪いという感じです。場所や日付も間違っており、奥さんの言うとおり、「記銘力障害」が進んでいるのかもしれません。今話題になっている「認知症（かつての痴呆症）」かもしれません。「去年までは本当にしっかりしていて、歳を言うと皆さんびっくりされたので

すが……」と、奥さんは残念がっていました。

病歴について詳しく訊くと、ずっと以前から近くの先生に糖尿病の内服薬をもらっているが、ほかに大きな持病はないとのことです。血液検査でも異常はなかったそうです。一般的な診察では、血圧も正常であり、大きな異常は見つかりませんでした。

T先生は、記銘力（記憶力）の検査と同時に頭部ＭＲＩ（磁気共鳴画像）などの検査を予約し、採血をして一カ月後にお会いすることにしました。

一カ月後に来院した日はT先生の外来が込んでいて、昼ごはんの時間をずいぶんすぎていました。本来ならば午前十一時頃の予約だったのですが、診察は午後一時過ぎになってしまいました。几帳面なご夫婦は、昼食を食べに行くこともせず、本を読みながら待っていました。

T先生は、いろいろな検査結果を見直しました。ＭＲＩの結果は年齢相応で、脳の萎縮もありませんでした。血液検査の結果もほぼ正常でした。

アルツハイマー型認知症では、脳の萎縮がそれほどでなくても機能の障害が先行することがよくあるので、再度ご本人からいろいろお話を訊くことにしました。

すると、以前お会いしたときよりも応答が悪くなっているのです。ほとんど、ボーッとしているような状態です。こんな短期間で認知症が進むことはありません。認知症の症状である記銘力障害とは、きちんと目を覚ましているのに物覚えが悪いことをいいますが、彼の場合はそれとは違うようです。

糖尿病があるとのことなので携帯型のセンサーで血糖値を計ってみると、七〇㎎／dℓぐらいでした。低血糖とは、血糖値が六〇㎎／dℓ以下をさすので、低め正常といったところでした。昼食を食べなかっただけで血糖値がこれだけ下がるのだから、薬が効き過ぎているのかもしれません。物忘れとは別に、それはそれで不安なことです。

そこで、T先生は糖尿病の薬を処方している近所の先生宛てに、薬の量を少し減らしてもらうように手紙を書きました。物忘れのほうは、言語療法士さんと一緒に外来で見ていくことにしました。

翌月お会いしたとき、T先生はびっくりしてしまいました。Iさんのほうから、麻の帽子を脱いで挨拶してきたのです！

Iさんは、「いやぁ、長い冬眠みたいなものでしたよ」と言っていました。奥さんによると、手紙を読んだ近くの先生が、薬を調節してくださったのだそうです。一日二回、合計二錠飲んでいた薬を、朝一回の一錠に減らし、最終的には半錠にしたそうです。

長年飲み続けてきた薬を変更することになるので、血糖を一週間に二回計ってくださったそうです。幸いなことに、血糖値は正常値から少し足が出るぐらいになりました。

年齢が高くなり、食欲も落ちたため、糖尿病の薬を減らしても極端な高血糖にならなくなっていたのでした。つまり、血糖降下剤を減らすだけで、奥さんの言う「呆け症状」は消失したのです。Ｉさんは認知症ではありませんでした。

糖尿病薬で血糖値を下げ過ぎると脳の活動が鈍る

どうしてＩさんには呆け症状が出てしまったのでしょうか？

高齢者が血糖値のコントロールを厳密に行なうと、日常生活に支障を来たすことがあります。血糖値とは、血液中のブドウ糖の濃度です。脳は、エネルギー源として主にブドウ糖を使っているので、血糖値が低い状態だと脳はうまく活動できません。特に高齢者の中には健常者の正常値では脳がうまく働かない人もいます。

ここで少し脇道にそれて、糖尿病について考えてみましょう。

糖尿病は、尿から糖（ブドウ糖）が出てきてしまうことから名づけられた病気です。最近、糖尿病の患者さんが増えています。すでに述べたように、肥満に続き、糖尿病、高血圧、高脂血症が出現することがあり、それぞれが互いに悪影響を及ぼし合っていることから、代謝病ともいわれるようになりました。

先ほど書いたように、糖は人間にとってとても大切なものなので、体外に出ないように腎臓ががんばって回収しています。ところが、血液中の糖が多すぎると、腎臓から漏れ出てしまいます。これが尿糖です。外来で尿検査をする人も多いでしょう。これは、余って尿から漏れ出す糖や、腎臓の機能を検査するためです。

では、なぜ腎臓で回収できないほど血糖が高くなってしまうのでしょうか？

糖をエネルギー源としているのは脳だけではありません。自動車でいうと、糖はちょうどガソリンに相当し、体中の細胞は糖を燃やしてエネルギーを作り出しています。

ところで、血液中の糖分を細胞の中に取り込むためには、膵臓《すいぞう》（胃の後ろあたりにある臓器）が作るインシュリンという物質が必要です。そして、インシュリンの相対的な量が不足して細胞で糖をうまく利用できず、糖分が血液中にあふれている状態が糖尿病です。

インシュリンを分泌する膵臓はとても巧妙な仕組みをもっており、血液中の糖分（血糖）が高いとインシュリンをたくさん出し、細胞に糖分をどんどん取り込みます。逆に血糖が低いとインシュリンの分泌が減り、血液中の糖分レベルが下がりすぎないように調節します。リサーチと生産がタイムラグなしに行なわれているようなものです。

それゆえ、自分でインシュリンを作れなくなってしまった糖尿病の患者さんには、インシュリンを体内に入れてあげなければなりません。これがインシュリン注射です。

外から入れるインシュリンなので、体のコンディションとうまくかみ合わないことがあります。インシュリン注射後、低血糖発作で冷や汗が出てボーッとすることがあります。ひどいときには、意識を失ってしまうこともあります。これは、急に増えたインシュリンによって血液中の糖分が細胞にどんどん取り込まれてしまい、脳で必要とするブドウ糖のレベルを保てなくなるからです。

再現ドラマに登場したIさんの場合には、飲み薬の糖尿病薬(経口糖尿病薬)によって、これと同じ軽い状態が慢性的に生じていたのです。

また、低血糖で脳の機能が低下すると麻痺《まひ》が出現し、脳卒中と間違われることがあります。左の脳は右の脳よりも代謝が大きいので、低血糖で左脳の機能低下による右片麻痺が出現することがあります。このような場合、ブドウ糖を注射すると麻痺は消えてしまいます。

全般的に脳の機能が低下すると、意識を失って昏睡《こんすい》に至り、命にかかわる状態になります。脳はエネルギーの備蓄ができず、常に供給を必要としている、とてもデリケートな組織なのです。ですから、エネルギーである糖が下がった場合や、起立性低血圧(37ページ参照)で血流が低下した場合には、すぐに機能が低下して意識を失ってしまいます。

高齢者では、いわゆる正常値が「正常」ではないケースもあるので、少し治療をゆるめるほうがよい場合もあります。

学生時代、公衆衛生の先生が「戦後の食料事情が悪かったときには糖尿病は少なかった」

と講義されていたのを思い出します。生活環境を整えるのが先決であり、薬はあくまでも追加措置であることを憶えておいてください。

妊娠中の糖尿病患者は血糖値コントロールが必要

経口糖尿病薬について知っておいていただきたいことがもうひとつあります。それは、経口糖尿病薬は胎盤を通過しやすいのでお腹の赤ちゃんに影響が出てしまう、ということです。

もともと、妊娠中には血糖値が高くなることがあります。それまで正常だった人が妊娠をきっかけに初めて糖尿病になることを妊娠糖尿病（GDM Gestational Diabetes Mellitus）と呼び、糖尿病といわれたことのある人が妊娠して糖尿病を再発症したり、糖尿病の人がそれを悪化させたりすることを糖尿病合併妊娠（pregnancy complicated with diabetes mellitus）と呼んで、両者を分けています。どちらも、妊娠することによってインシュリンが体に働く作用が低下することによって起こるとされています。

糖尿病の人が妊娠すると血糖値はさらに高くなりやすいので、そのコントロールにはとても難しい点があります。妊娠中の高血糖は胎児に悪い影響を及ぼすことも知られています。ですから、血糖のコントロールは母体だけでなく、赤ちゃんにとってもたいへん重要なことなのです。

そのような場合は、まず摂取カロリーの調節などの生活環境を整えたうえで、胎盤を通過しにくいインシュリン注射を用いて血糖値をコントロールする必要があります。血糖降下剤の胎児への悪影響もさることながら、インシュリンの種類や量によってお母さんの血糖値コントロールが容易になるメリットもあるからです。お母さんが経口糖尿病薬を内服すると、胎盤を通過し、胎児が低血糖を起こしてしまうのです。これも血糖降下剤で知っておいたほうがよい知識です。

糖尿病の患者さんは数が多いこともあり、治療法は日進月歩しています。経口糖尿病薬の種類もどんどん増えています。

先ほどは、低血糖による意識の低下について書きましたが、紛らわしいことに、高血糖によっても意識障害を来たすことがありますし、体のペーハー（酸性／アルカリ性）のバランスが崩れて意識障害を来たすこともあります。

糖尿病性昏睡と呼ばれるこれらの病気については、糖尿病の患者さんやケアをする人はよく勉強しておく必要があります。糖尿病の本には必ず載っているのでご参照ください。なお、血糖値は年齢などで変動することも忘れないでください。

繰り返しになりますが、糖尿病の治療の第一歩は薬ではなく、食事や運動といった生活環境の整備です。薬から自由になって暮らせれば、医師や病院から開放されるのです。私の外来にも、半年に一度来院して挨拶だけしていく「元」患者さんがいます。そのような人が一人でも増えることを祈っています。

まとめ

1　血液中の糖分（ブドウ糖）をうまく細胞に取り込んでエネルギーにするには、膵臓から分泌される**インシュリン**が必要である。糖尿病は、このインシュリンの分泌をコントロールできなくなった状態なので、飲み薬や注射で体外からインシュリンを補給する必要がある。

2　経口糖尿病薬やインシュリン注射によってインシュリンが急増したことで、血液中の糖分がどんどん細胞に取り込まれてしまい、脳に必要な糖分濃度を保てなくなり、**低血糖発作**で頭がボーッとすることがある。

3　高齢者には、健常者の正常血糖値が当てはまらないこともあるので、高齢者の糖尿病患者は目標とする血糖を少し高めにするとよい場合がある。

4　**妊娠初期の高血糖**は胎児に悪影響を与える。また、妊娠中、血糖値コントロールを薬剤で行なうときにはインシュリンを用いる。

18 ステロイド薬で関節痛になる

【病名】慢性関節リウマチ
【副作用の症状】骨粗しょう症、大腿骨頭壊死、動脈硬化の促進、糖尿病の悪化、消化性潰瘍、ステロイド精神病（精神錯乱）
【薬剤名】ステロイド薬

【再現ドラマ】

慢性関節リウマチの六〇歳台の女性が、歩きずらくなってJ先生の外来を訪れました。数年前に手足の関節が痛くなり、近くの大学病院で慢性関節リウマチと診断されたということでした。そして、ステロイドや金製剤《きんせいざい》の治療を受けた結果、関節の痛みはほとんどなくなり、たいへん喜んでいたのだそうです。

ところが一カ月ほど前から、一度消えた痛みが再び出てきて歩きにくくなってきたために、その大学病院で受診しました。そこで採血などの検査をした結果、「リウマチは落ち着いているので大丈夫」と言われたそうです。

それでも、痛みがだんだん強くなってきたので、娘さんがかかっているJ先生の診察を受けに来たのでした。

J先生が診察すると、股関節が痛むようです。また、少し腰が曲がっているようでした。J先生は、股関節と腰骨のMRIをとることにしました。

翌月、結果を伝える前にMRIを見たとき、J先生はびっくりしました。骨盤に入り込んでいる太腿の骨（大腿骨）の頭がつぶれていて、さらにほとんど関節の隙間がなくなっていたのです。太ももの骨自体にも濃度の変化が出ています。腰骨は、いくつもの箇所で上下につぶれており、いわゆる圧迫骨折を起こしていました。四角い形をしているはずの骨がくさび形に変形しているために、腰が曲がってしまっていたのでした。

彼女を診察室に呼んで、「今の痛みは、リウマチの再発によるものではなく、たぶんステロイド治療による骨粗しょう症と大腿骨の頭がつぶれていることが原因でしょう」と、模型と図で説明しました。どちらも、一筋縄でいかないものです。彼女にとっては、ステロイド治療を止めるわけにはいきません。そこで、信頼している整形外科の先生が彼女の家の近くにいるので紹介することにしました。

後日、ひょっこり外来に現われた彼女は、「ご紹介いただいた先生に手当てしてもらったおかげで、完全ではありませんが脚の痛みは減りましたし、背骨のほうもコルセットで良くなりました。脚のほうは、もっと悪化したら関節置換術をしていただくかもしれませんが」と、嬉しそうに話したそうです。そして、リウマチもその先生に診てもらっており、少量のステロイド薬を継続しながら、骨粗しょう症の薬を内服しているとのことでした。

彼女は、歩いて外来に来られるようになったことを知らせるために、わざわざJ先生のところに歩いて来てくださったのでした。

慢性関節リウマチは自己免疫疾患のひとつ

関節が痛くなる疾患である慢性関節リウマチという病気の治療薬としては、痛み止めなどのほか、プレドニンなどのステロイド薬もよく用いられます。ステロイド薬は上手に使えばひじょうに切れ味の鋭い、効果の高い薬剤です。ステロイド薬で病気から救われた患者さんはたくさんいますし、ステロイド薬しか手立てがない疾患もたくさんあります。

しかし、ステロイド薬がいくつかのやっかいな作用を併せもっていることも事実です。これが、ステロイド薬は「強い薬で良くないもの」という風説の根拠になっているようです。

なぜ、慢性関節リウマチなどにステロイド薬を用いるのでしょうか？

ステロイド薬の最も大切な働きは、免疫システムへの関与です。免疫抑制薬とも呼ばれる

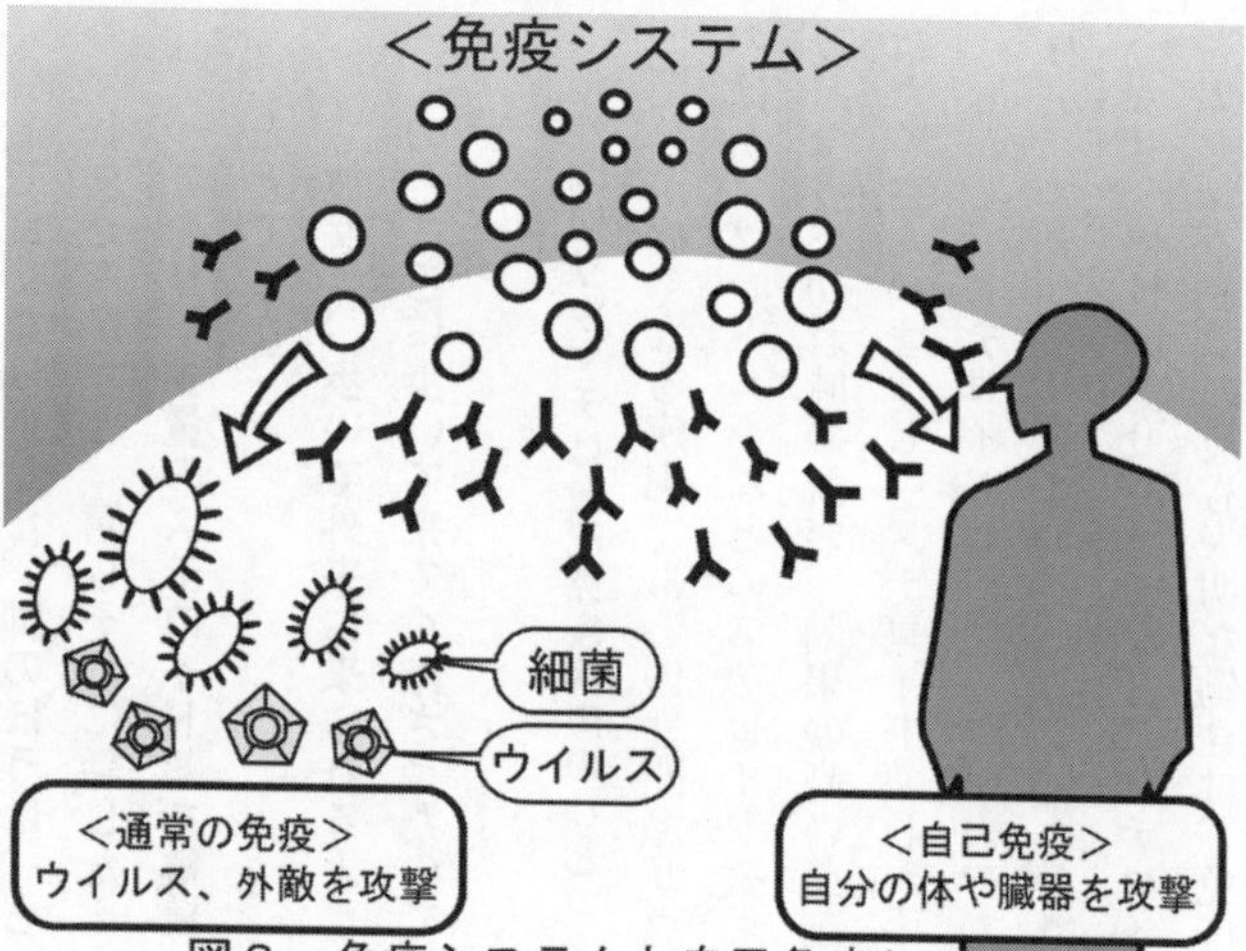

図８　免疫システムと自己免疫システム

ように、ステロイド薬は人間の体に備わった免疫システムの力を落とします。

免疫とは、「疫病を免れる」ということから付けられた名前です。ある病気（昔で言う「疫病」）に一度かかると体の中に準備ができて、次には同じ病気にかかりにくくなり、たとえかかっても軽くすむ、という意味です。

初めて病気にかかると、私たちの体にその病原体と戦う「兵隊」ができます。この兵隊はひじょうに特異性が高く、敵をきちんと見分けて攻撃します。

たとえばインフルエンザにかかると、それと同じ型のインフルエンザにはかかりにくくなります。ところが、型の違うインフルエンザウイルスには、兵隊は力を発揮できません。

このように、免疫システムはひじょうに厳

密に自分と敵（自己と非自己）を見分ける力をもっているので、通常は体外から侵入してくるウイルスやバイ菌などの外敵と、体内で発生した異物にその力を向けます。免疫システムを担当している細胞や、抗体と呼ばれるタンパク質は、常に体中をパトロールしていて、敵がいるとワーッと取り囲んで攻撃して壊滅させます。

免疫システムは、癌予防にもたいへん重要です。私たちの身体のどこかで常に発生している正常でない細胞を、免疫システムは排除してくれているのです。いわゆる「癌」は免疫システムをすり抜けて大きく育ったものなのです。先日、ＦＤＡ（米国食品医薬品局）から免疫抑制薬タクロリムスによる発癌の警告がなされました。免疫システムを低下させることは発癌につながるのです。

ところが、この免疫システムが、自分の正常な組織を標的にしてしまうことがあります。たとえば、肝臓の細胞に肝炎ウイルスが入り込むと、免疫システムは肝炎ウイルスを攻撃します。最初は効率の悪い攻撃しかできませんが、やがて免疫システムが肝炎ウイルスを認識し、肝炎ウイルスに特異性の高い兵隊をどんどん増やして攻撃を仕掛けます。これで肝炎ウイルスを壊滅してしまえば、肝炎は治ります。

しかし、その過程で間違って肝臓の細胞を敵と認識してしまう兵隊が出てくることがあります。初めはウイルスと戦っていたのに、炎症のどさくさの中で、いつのまにか肝臓をやっつける兵隊が増えてしまうのです。これが、劇症肝炎《げきしようかんえん》と呼ばれる重篤な病気です。

自分で自分の肝臓を攻撃するので話は複雑です。免疫システムは、肝臓の細胞がなくなるまで作働し続けます。その攻撃は、ほとんど肝臓が壊されるほどまで執拗《しつよう》に続きます。その結果、肝臓の機能が極端に低下し、命を脅《おびや》かすことになるのです。

このように自己を攻撃する状態に陥ってしまった免疫システムのことを「自己免疫」といい、それによって引き起こされる病気を「自己免疫疾患」と呼びます。自己免疫疾患にはさまざまなものがあります。慢性関節リウマチも、関節に免疫システムが攻撃を仕掛けてしまう自己免疫疾患のひとつです。

ステロイド薬の悪しき作用

免疫システムをおとなしくさせると、自己免疫疾患の状態は良くなります。このような薬には、ステロイド薬、臓器移植などに使われる免疫抑制薬、一部の抗癌剤などがあります。

しかし、ステロイド薬が悪さをしている免疫システム（つまり自己免疫システム）だけを制御するならいいのですが、免疫システムの働きのすべてを低下させてしまいます。残念ながら現在の医学では、特定の免疫システムの働きだけを低下させることはできないのです。

ですから、量が多くなると、ウイルスや細菌などの外敵に対する免疫システムも低化してしまいます。これが、ステロイド薬のもつ、最も良くない作用のひとつです。

そして次に、特に女性で問題になるのが、骨粗しょう症の悪化と、大腿骨頭壊死と呼ばれる太腿骨の頭の障害です。ステロイド薬には、組織の修復を遅らせたり、組織のコラーゲン線維の産生を抑えたりする作用があります。そのため、コラーゲン線維とカルシウムでできている骨がもろくなってしまうのです。また、骨を養っている血管に障害を与え、大腿骨の頭を傷《いた》めてしまうのです。動脈硬化を促進させてしまうこともあります。

ステロイド薬のその他の代表的な良くない作用としては、糖尿病の悪化と消化性潰瘍の悪化が挙げられます。

また、ステロイド薬は脳に影響を与えることも知られており、錯乱状態になることがあります。これは「ステロイド精神病」と呼ばれるものです。

その他、ステロイド薬では容貌にかかわる症状が問題になることもあります。顔が月のように丸くなるところから、「ムーンフェース（満月様顔貌）」という名前が付けられています。食欲が増進するために太りやすくもなります。

これらの副作用は、服用量と内服を継続する日数に依存します。一日五〜一〇mg程度に減量すると、副作用が大きく減ることが知られています。ですから、必要なときにはしっかり使い、その後の内服量をなるべく減らす努力をするとよいでしょう。早めに副作用に気づけば対策を講じることができます。たとえば、ステロイド薬の副作用を減らすために数日おきに内服することもあります。あるいは、ほかの免疫抑制薬に切り替えて、ステロイド薬の減量を図ることもよくなされます。

ステロイド薬にはほかの薬では得がたい効果があるので、抵抗力の低下、骨粗しょう症、大腿骨頭、血糖値への影響など、良くない作用が付きまとうことを頭に入れて使用する必要があります。

まとめ

1　**免疫システム**は、ウイルスやバイ菌だけでなく、正常な組織を攻撃してしまうことがある。これを**自己免疫**といい、これによって引き起こされる病気を**自己免疫疾患**という。

2　**慢性関節リウマチ**も自己免疫疾患のひとつであり、完治は難しい。その病勢のコントロールには**ステロイド薬**が用いられることがある。

3　ステロイド薬は、効きめの良い**免疫抑制薬**だが、自己免疫だけでなく、正常な免疫システムの働きも低下させてしまう副作用がある。

4　ステロイド薬には、**骨をもろくする**など、ほかにもいろいろな副作用があるので、その使用には細心の注意が必要である。

Column 10　知っていると役立つ知識

●プラセボ（偽薬）

医学用語に「プラセボ」または「プラシーボ」という言葉があります。語源はラテン語のPlaceboで、I shall please.(私はあなたを喜ばせる）という意味です。

ここから、本物の薬剤ではないが患者さんを楽にさせるもの、つまりニセの薬、偽薬《ぎやく》を表わすようになりました。

プラセボは、臨床において2つの用途があります。

ひとつは、新しい薬が実際に臨床で使われる前に、それが本当に効果があるかどうかを調べる「治験《ちけん》」においてです。治験では、薬を処方する医師にも分からないように、患者さんにプラセボか試験薬のどちらかを服用してもらいます。

本当の薬かどうかは、治験をコントロールする一部の人にしか知らされません。こうすることで、現場の医師の主観が入らないようにしているのです。すべての治験が終わり、実薬かプラセボかを参加者に知らせることを「キーオープン」といいます。

もし薬剤に効果があれば、プラセボよりも効果は高いはずです。ところが不思議なもので、薬を飲んだという安心感から、偽の薬なのに病気が良くなることがあるのです。これをプラセボ効果といいます。

プラセボのもうひとつの用途は、プラセボ効果を利用することです。奥さんが、「眠れない、眠れない」と言う旦那《だんな》さんに、「良く効く睡眠薬ですよ」とラムネを飲ませたところ、旦那さんはスヤスヤ眠ってしまったというのです。

人間は感情の動物です。感情をコントロールすることで症状がよくなるのであれば、本当の薬を用いなくてもいいわけです。これこそ、プラシーボよスパシーボ！（ありがとう）です。

19 胃薬で女性化乳房になる

【病名】胃潰瘍、心臓病、高血圧
【副作用の症状】女性化乳房
【薬剤名】シメチジン、ジキタリス、ニフェジピン、レセルピン、メチルドパ、抗アルドステロン薬

【再現ドラマ】

脳外科のS先生から聞いた話です。あるとき五〇歳台の男性が、開業医のN先生からの紹介で、脳下垂体腫瘍《のうかすいたいしゅよう》の精査をする目的で来院しました。S先生は、その患者さんの問診票に目を通して不思議に思いました。「女性になってきて困る」と書かれていたからです。S先生が詳しく訊くと、「女性のように乳房がだんだん大きくなるので、女になってしまうのかと悩んでいる」ということでした。

彼を治療してきたN先生は、脳腫瘍による内分泌ホルモンの異常で女性化しているのではないかと考えて、脳外科のS先生に紹介状を書いたのです。

S先生が診察すると、確かに乳房が膨《ふく》らんでいます。触診すると張っていて、軽い痛みもあります。サイズも大きくなり、女性と呼ぶにはかわいらしいものの、普通の男性の胸よりも確かに女性らしい形です。彼の悩みはよく分かりました。

頭部のMRIを撮影し、血液検査でホルモンを測定しましたが、女性化するような原因は見当たりませんでした。そこで、N先生に内服薬を問い合わせると、シメチジンという潰瘍の薬を服用していたのでした。S先生はN先生に処方を変更してもらい、数カ月様子を見るように伝えしました。

それから数カ月後、S先生のところにやって来た彼の胸はだいぶ小さくなっていました。そして、「あの時はどんどん女になっていくかと思ってびっくりしたけれど、少し良くなったので安心しました」と言っていたそうです。

女性化乳房をもたらす病気と薬

このように、男性の乳房が大きくなることを「女性化乳房《じょせいかにゅうぼう》」といいます。女性化乳房は正常でも認められます。それは、ホルモンの分泌が盛んになる思春期です。皆さんも思春期のころ、男の子なのに乳房が一時的に大きくなった同級生を見たことはありませんか？

女性化乳房は高齢者にも見られることがあります。これは、ホルモンのアンバランスによるものと考えられています。これらは病気ではなく、「生理的乳腺肥大」と呼ばれます。

高齢者の場合は、男性乳癌との鑑別が大切です。男性にも乳癌があり、女性化乳房の最も多い原因になっています。ある統計によると、アメリカでは一年間に一五〇〇人の男性乳癌の発生があって、数百人が亡くなっているとのことです。男性は乳癌の可能性を考えることが少なく、手遅れになることが多いため、予後が悪くなってしまう傾向があります。

次に多いのが、肝炎、肝癌、肝硬変などの肝臓病によるものです。男性の体も少量ながら女性ホルモンを作っています。女性ホルモンは肝臓で分解されるため、肝臓の機能が低下すると、分解されずに残った女性ホルモンが増加します。男性の乳房も、女性ホルモンが働くと大きくなる潜在的能力を有しているので、ホルモンの影響を受けて女性化乳房が出現するのです。

その他、慢性の肺疾患、糖尿病や腎臓病でも女性化乳房が認められることがあります。

そして、見逃されやすいのが、薬剤による女性化乳房です。再現ドラマの男性は、シメチジンという胃薬で女性化乳房が起きてきました。もちろん、前立腺癌の治療などで女性ホルモンを用いると、その薬剤の直接的影響で女性化乳房が起こります。

実は、そのようなホルモン系の薬剤でなくても、女性化乳房をもたらす薬剤はかなりたくさんあるのです。たとえば、シメチジンなどのH2ブロッカーと呼ばれる胃薬の仲間や、ジキタリスなどの強心剤もそうです。さらには、ニフェジピン、レセルピン、メチルドパなどの高血圧の薬でも女性化乳房が報告されています。

女性化乳房のメカニズムには、さまざまな要因が複合的に関与していると考えられています。シメチジンについては、女性ホルモンの分解抑制（女性ホルモンが相対的に増える）や、男性ホルモンの抑制作用などが報告されています。また、用量依存性（薬を飲む量に比例して）に女性化乳房が悪化することも知られています。

女性化乳房を引き起こす利尿薬もある

上記の薬以外に、女性化乳房をもたらす薬で有名なのは、利尿薬である抗アルドステロン薬です。アルドステロンは、もともと体内でも産生されている大切なホルモンです。私たちの体は、糖やナトリウムなどの大切なものを腎臓から排泄させないようにする働きをもっています。アルドステロンは、腎臓からのナトリウムの排泄を抑制するホルモンです。

通常はたいへん有用なホルモンなのですが、塩分の取りすぎによる高血圧の場合には、抑えたほうがよいことがあります。その場合には、アルドステロンの働きを抑える抗アルドステロン薬が用いられます。

抗アルドステロン薬は、ほかの利尿薬とは異なり、カリウムを低下させにくいので、「カリウム保持性利尿薬」とも呼ばれる大切な薬剤です。

それでは、なぜ抗アルドステロン薬で女性化乳房が起こってしまうのでしょうか。腎臓に働いて尿を増やす薬が乳房に影響するとは不思議ですね。

実は、特別なメカニズムが働いているのです。アルドステロンの受け皿であるアルドステロンレセプターを阻害する抗アルドステロン薬は、弱いながらも男性ホルモンの受け皿をも阻害する作用があるのです。そのため、男性ホルモンが組織に働きかける力が弱くなり、女性化乳房が起こるのだと考えられています。

これを逆手にとったユニークな治療法があります。

ほとんどの女性は体毛を眼の敵にしているようで、脱毛関連商品が大きな市場を形成しているほどです。ですから、女性にとって多毛は実にやっかいなものでしょう。多毛といっても、脱毛クリームや毛根の破壊などで対応できる範囲であれば問題ありませんが、場所が広くて量が多い場合には、内服薬で治療することも考えられます。

たとえば女性ホルモンを投与することも行われますが、これは性周期などに影響するし、女性癌を悪化させる心配もあります。そこで、抗アルドステロン薬であるスピロノラクトンの少量投与を行ないます。血圧の調節には一日に二〇〇mg程度用いることが多いのですが、多毛の場合には五〇mg程度の少量から開始します。女性における男性ホルモンの働きを抑えて、多毛の治療をするのです。先ほどとは逆に、女性でも男性ホルモンが働いているのですが、それを抑えるわけです。

最近では、男性ホルモンに影響を与えにくい「選択的」抗アルドステロン薬も開発されました。この薬が使えるようになると抗アルドステロン薬による女性化乳房も減るでしょう。

ところで女性化乳房には、N先生が心配した脳下垂体腫瘍、副腎腫瘍、睾丸《こうがん》の腫瘍など、腫瘍に伴うものがあります。また、甲状腺ホルモンの異常でも起こることが知られています。

薬剤による女性化乳房であれば、ほとんどが薬剤を中止するだけで改善するので、薬剤を変更してもらえばよいでしょう。

忘れてならないのは、肝臓病や腫瘍などが隠れているということです。先ほど、男性の乳癌の話をしましたが、男性の乳房が大きくなってくる場合には重要な異常が隠れていることもあるので、よく調べてもらうことです。何かの重要なサインかもしれません。

まとめ

1　**H2ブローカー**と呼ばれるシメチジンなどの胃薬の副作用によって、男性の乳房が大きくなる**女性化乳房**の副作用が出ることがある。

2　利尿薬の**抗アルドステロン薬**でも女性化乳房が起こることがある。

3　女性化乳房は、乳癌（男性にもある）、脳下垂体腫瘍、副腎腫瘍、睾丸の腫瘍などの腫瘍や甲状腺ホルモン異常などでも起こることがあるので、詳しく検査するほうがよい。

Column 11　知っていると役立つ知識

●漢方薬の効果

漢方薬の副作用については本文（p.108）で話しましたが、漢方薬ならではの効果を実感したことがあります。

北海道の「武者の街」として知られている町に、私の尊敬する刀《かたな》鍛冶《かじ》がいます。その方の仕事は町にとっても重要なものなのですが、常に中腰での仕事を強いられるために腰を悪くし、車椅子での生活を余儀なくされてしまいました。

整形外科による処方薬や治療を受けましたが、あまり効果はありませんでした。ところが、近くの医師から処方された漢方薬を試してみたところ、再び刀作りができるようになったのです。

また、私の患者さんの中に、しつこい頭痛で悩んでいた女性がいました。さまざまな薬剤を試したのですが、あまり改善しませでした。それが、漢方薬に造詣の深い医師の処方によって、彼女の頭痛は解消してしまったのです。

漢方薬は、「ツボにはまる」とこのように効果を発揮することがありますが、魔法の薬ではありません。漢方薬にも副作用があることを認識したうえで、漢方薬と仲良く付き合っていくことにしましょう。

20 心筋梗塞の薬で出血が止まらなくなる

【病名】心筋梗塞
【副作用の症状】歯茎の出血、紫斑、血小板減少症、だるさ、黄疸、肝障害
【薬剤名】チクロピジン、ワルファリンカリウム

【再現ドラマ】
外国で起きたエピソードの再現フィルムだったと思いますが、朝起きたら夫がドラキュラになっていた、という話を見たことがあります。

その夫婦はいつものように目覚めました。奥さんが「おはよう」と言うと、旦那さんも「おはよう」と言い、ニッコリ微笑《ほほえ》みました。ところが、旦那さんの口が血で真っ赤だったのです。奥さんは、夫がドラキュラになってしまったのかと、腰を抜かすほど驚いたそうです。

旦那さんは少し熱があり、手足には紫色のブツブツが出ています。すぐに予約の電話を入れて病院に向かいました。

血液検査をすると、血小板が極端に少なくなっていることが分かりました。軽い心筋梗塞のために、数週間前から内服していた血液を固まりにくくする薬剤によって、血小板減少症という重篤な副作用が起きていたのです。

そんな状態とは知らず、前の晩、歯茎についたヤニをとろうとして少し強めに歯を磨いたせいで歯茎が傷つき、寝ている間にたくさん出血していたのでした。

薬の効き過ぎではない点がポイント

この再現ドラマのポイントは、血液を固まりにくくする薬の効き過ぎで紫色のブツブツができ、歯茎からの出血が止まらなかったのではないことです。

これは、抗血小板薬のチクロピジンの副作用によって血《けっ》栓《せん》性《せい》血《けつ》小《しょう》板《ばん》減《げん》少《しょう》性《せい》紫《し》斑《はん》病《びょう》（TTP Thrombotic Thrombocytopenic Purpura）という、やっかいな病気が起きてしまったのです。TTPは、血液中の血小板が極端に少なくなるやっかいな病気が起きてしまったのです。TTPは、血管の中に微細な血液の塊（血栓）が無数にでき、血小板が消費されてなくなってしまい（血小板減少）、紫色のブツブツ（紫斑）が出るという重篤な病気です。TTPは早く気づいて病院に行く必要があります。

チクロピジンによってTTPが起こるメカニズムははっきりしていませんが、アレルギー性のものや、薬剤が血小板に直接影響を及ぼしていることが推測されています。

動脈閉塞と血小板と凝固系タンパク質

脳梗塞や心筋梗塞では、なぜ血液を固まりにくくする薬剤が必要なのでしょう。

さまざまな臓器は、血液が運ぶ酸素や栄養によって活動することができています。この酸素や栄養を運ぶのが動脈です。もともと動脈は、弾力性があって内壁がスベスベしている管です。ところが、動脈が硬くなったり狭くなったり、動脈の内面に脂肪が沈着したりして、デコボコになることがあります。すると、血液が詰まったり固まったりしてしまいます。動脈は輸送経路ですから、堰《せ》き止められると血液はその先へ進めません。

ここで、新幹線を例にとって説明しましょう。東京から京都まで行こうとするとき、先行していた新幹線が静岡で故障したとすると、後続の新幹線は静岡から先へ行けません。そんな場合、在来線やバスなどによる振替輸送を利用すれば、時間はかかるかもしれませんが、とにかく目的地の京都へたどり着くことができます。ところが、もし振替輸送の手段がなければ、京都にたどり着くことはできません。

動脈も同じです。動脈は体中を網の目のように走っており、どこかが詰まっても代替の輸送手段、つまりバイパスを通って血液は臓器にたどり着けるようになっています。

ところが、このバイパスが発達していない臓器があります。それは、心臓と脳です。

心臓や脳に行く動脈は、ひとつひとつがある特定の領域を担っており、それが詰まると担当領域に機能障害が起きてしまいます。

心臓や脳の動脈も、何カ月も何年もかけてゆっくり詰まっていった場合には、細かな血管が新生してきてバイパスを作ることがあります。ところが、突然詰まってしまう（閉塞《へいそく》する）と、バイパスを作ることができず、心筋梗塞や脳梗塞を起こしてしまいます。

梗塞とは、動脈が閉塞し、その先の臓器が損傷を受けることをいいます。ですから、腎梗塞や肺梗塞などという病気もあります。こういった梗塞を起こしたり、起こしかけたりしたときには、血管を治すことは難しいので、流れている血液を固まりにくくする方法をとることになります。

現在の医学では、梗塞を起こして一度損傷を受けた組織をよみがえらせることはできません。心筋梗塞や脳梗塞を来たした人の血管は、梗塞を起こした動脈以外にも「閉塞予備軍」の血管があります。また、細々と流れている血流があるかもしれません。

そのような血管が梗塞巣に発展してくることを予防するために、血液を固まりにくくする薬剤を内服するのです。

血液の巧妙な仕組み

「血液を固まりにくくする」方法には、大きく分けると二つの戦略があります。このことを

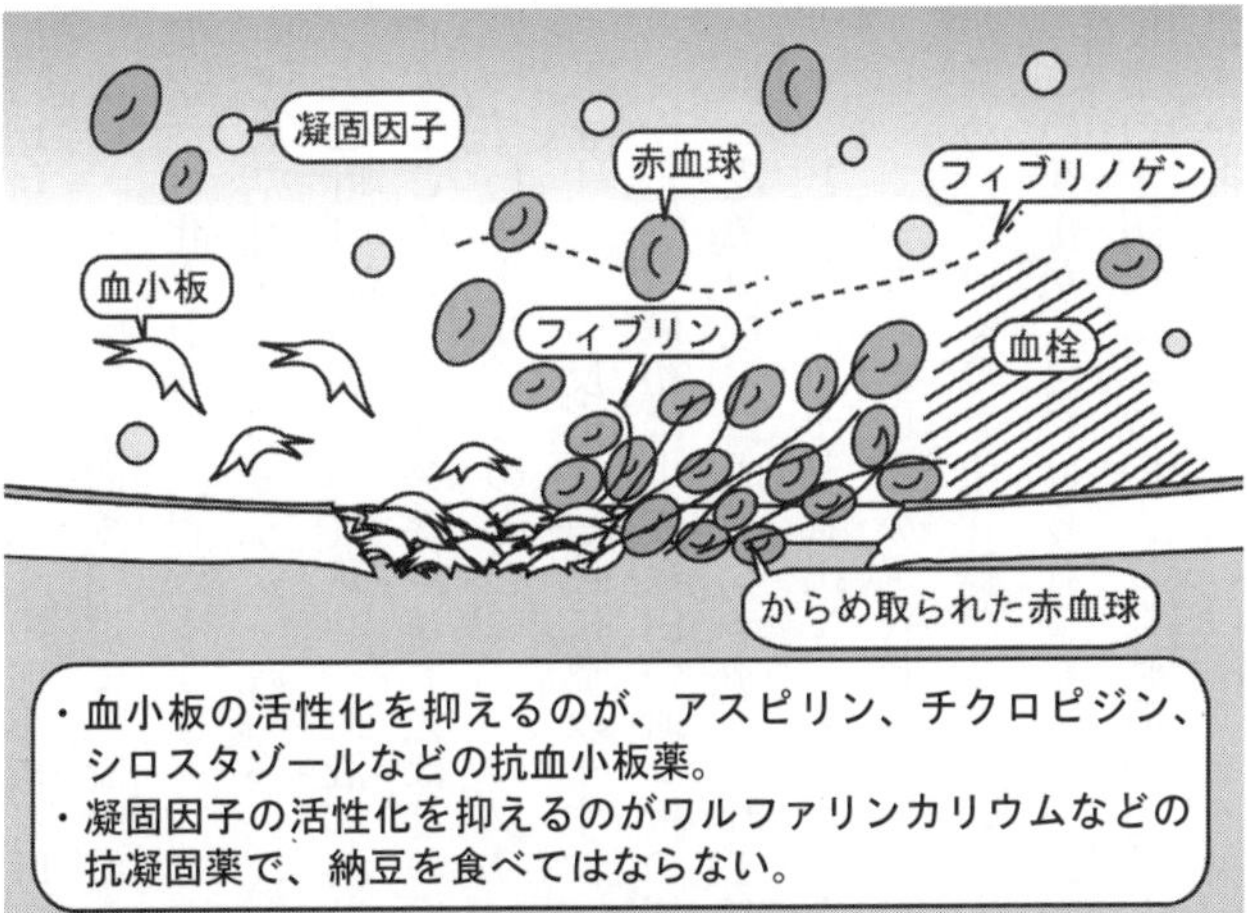
凝固因子
赤血球
フィブリノゲン
血小板
フィブリン
血栓
からめ取られた赤血球
・血小板の活性化を抑えるのが、アスピリン、チクロピジン、シロスタゾールなどの抗血小板薬。
・凝固因子の活性化を抑えるのがワルファリンカリウムなどの抗凝固薬で、納豆を食べてはならない。
図9　血液が固まる仕組み

理解するには、血液の巧みなメカニズムを知らなくてはなりません。

刃物などで手を切ると血が出ますが、しばらくすると血液が固まって出血は止まります。この過程で何が起きているのでしょうか。

まず、皮膚が傷つけられると血管が破れ、血液が流出します。本来はスベスベしている血管の内壁は、傷つけられたことでギザギザになり、血管の外側の組織も露出します。

まず、血液中の血小板というコンペイ糖のカケラのような形をしたツブツブが、損傷を受けた組織に出会うと、そこに体当たりし、自壊して付着する、という作業を繰り返します。破壊された血小板から放出される物質は、流れている血小板を活性化し、たくさんの血小板を引き寄せます。引き寄せられた血小板は自壊付着し、さらに多くの血小板を呼び寄せ、血小板の塊は雪だるま式に成長します。

次に、この騒ぎを聞きつけて、凝固系と呼ばれる血液の中を流れるさらに小さなタンパク質が活性化されます。後述しますが、この凝固系を抑える薬がワルファリンカリウムです。

この活性化されたタンパク質が、最終的に、もともと血液に溶けていた「フィブリノゲン」と呼ばれるタンパク質を、血液に溶けにくい「フィブリン」と呼ばれる線維に変化させます。このフィブリン線維は、先ほどの血小板の塊と結合して絡み合い、大きな血液の塊となっていきます。この過程で、フィブリン線維の網の目に、今度は大きな赤血球がからめとられます。この反応は急速に進みます。

こうして、最初は小さな白い血小板の塊（白色血栓）が、あっというまに赤い大きな血液の塊（赤色血栓）に成長します。これで、破れて穴の開いた血管は血液の塊で塞がれるわけです。どんどん血が漏れ出てしまわないための巧妙な仕組みですね。アレルギーの項（62ページ）でも書きましたが、人間の体には瞬時にさまざまな変化をもたらす素晴らしい仕組みが備わっているのです。私たちの体は、本当に素晴らしいメカニズムの塊です。

この変化が、傷つけられてもいない動脈の中で起きてしまうのが、動脈閉塞です。先ほど、梗塞の予防には二つの大きな戦略があると書きました。それは、この最初の段階の血小板の働きを抑えることと、次の段階である凝固系の働きを抑えることだったのです。

見逃してはならない血栓性血小板減少性紫斑病

話を血栓性血小板減少性紫斑病（TTP）に戻しましょう。

前述したように、抗血小板薬は通常量で効き過ぎるということはあまりないので、出血しやすいというのは見逃せないサインです。手足の赤紫色の斑紋《はんもん》（皮疹《ひしん》）や、粘膜からの出血は重要なサインです。発熱、血尿も見逃せません。また、脳の細かな部分に障害が起こるために生じる精神的な症状や意識障害も報告されています。

なお、血小板減少症の症状は、比較的大きな皮下出血（紫色の痣《あざ》）のこともあります。そのほか、チクロピジンによる重い肝障害の報告もあります。この場合は、だるさや黄疸《おうだん》が出てきます。

ただし、チクロピジンによる副作用は、いつも起こるわけではありません。内服開始後二カ月間に多く見られることが知られているので、その間を過ぎて長期間飲んでいる場合には安全といえます。つまり、内服開始後二カ月が勝負です。

抗血小板薬にもそれぞれ特徴があり、チクロピジンならではの優位性もあります。特に心筋梗塞のときに心血管にステントと呼ばれる動脈を拡げるものを挿入したときには、チクロピジンは欠くことのできない薬剤です。ほかの抗血小板薬では及ばない、再閉塞予防作用があるのです。チクロピジンを内服し始めて数カ月間は、主治医の指示に従い、通院して採血でチェックするようにしましょう。

また、TTPの頻度が少なくてチクロピジンと同等の性能をもった薬剤（クロピドグレル〔プラヴィックス、イスコヴァ〕日本未発売）が使われるようになると、やがてチクロピジンはクロピドグレルに置き換わると予想されています。ステントからクロピドグレルが徐々に放出される薬剤溶出ステント（DES Drug Eluting Stent）も開発されています。

このように、薬剤によって血液中の特定の血球だけが極端に少なくなってしまうことがあるのです。白血球やその仲間が少なくなることを白血球減少症とか顆粒球減少症といいます。顆粒球減少症については、次項で話すことにしましょう。

納豆を食べてはいけない抗血液凝固薬「ワルファリンカリウム」

再現ドラマの旦那さんが服用していたチクロピジンをはじめ、アスピリンやシロスタゾールなどは抗血小板薬の仲間です。

一方、「納豆を食べてはだめ」で有名なワルファリンカリウム（ワーファリン）は、凝固系を抑える薬です。先ほど出てきた、壊れた血小板を活性化させる、血液中を流れているタンパク質です。凝固系は最終的には水に溶けにくいフィブリン線維を作るものでした。

抗血小板薬と抗凝固薬のどちらを投与すべきかをいろいろ調査研究した結果、病気によって使い分けるのがよいことが明らかになってきました。たとえば、心臓の弁置換の後は抗凝固療法のほうがよいことが報告されたので、心臓の弁の手術の後はワルファリンカリウムを飲むことが多いのです。ワルファリンカリウムは、肝臓がビタミンKを使って凝固系の物質（凝固因子）を作ることを抑制する薬です。

ところで、ワルファリンカリウムについて外来でよく受ける質問に「納豆」があります。納豆は納豆自体がもっているビタミンKのほかに、腸内で納豆菌がビタミンKをたくさん作ってしまいます。すると、ワルファリンカリウムの肝臓での働きが追いつかなくなり、凝固因子が普通に作られてしまい、凝固系のシステムを抑えることができなくなるのです。

また、肝臓で凝固因子を作る働きは人によってまちまちなので、採血しながらその人の適正なワルファリンカリウムの量を決めていきます。

ワルファリンカリウムは効き過ぎることがあり、効き過ぎると出血しやすくなります。私は、ワルファリンカリウムが効き過ぎて筋肉の中に出血してしまった患者さんを救急で診たことがあります。その人は、アルコールによる肝障害があって肝機能が不安定なために凝固因子を作る力がときどき落ちてしまい、ワルファリンカリウムが効き過ぎてしまったのです。

ビタミンKと関係のない血小板の働きを抑える抗血小板薬であるアスピリン、チクロピジン、シロスタゾールなどだけを内服している人は、納豆を食べても問題ないというわけです。

このKはビタミンKの「K」であって、カリウムの「K」ではないことも憶えておいてください。

また、少量の抗血小板薬ならば、効き過ぎて出血することはあまりないでしょう。そのため、これらの薬を内服していて皮膚に赤紫色のブツブツができたり、粘膜から出血したりした場合には、薬の効き過ぎではなく、TTPなどの別の原因がある可能性を示しているので危険信号なのです。

まとめ

1　ケガなどで血管が破損されると、**血小板**と**凝固系**のタンパク質の働きによって血栓ができて出血が止まる。これらが乾燥したものがカサブタである。

2　心筋梗塞や脳梗塞などの動脈閉塞を防ぐ薬には、血小板の働きを抑える**抗血小板薬**と、肝臓の凝固系の物質（凝固因子）の産生を抑える抗凝固（因子）薬（たとえば**ワルファリンカリウム**）がある。

3　**納豆が禁止**されているのは、ワルファリンカリウムなどの**抗凝固薬**であり、抗血小板薬の場合は影響がない。

21 抗生物質で逆に体がバイ菌の巣になる

【病名】風邪、扁桃炎、癌
【副作用の症状】喉の痛み、扁桃炎、高熱、白血球減少症（顆粒球減少症）、菌血症、敗血症
【薬剤名】抗生物質、抗甲状腺剤のチアマゾール、抗癌剤、抗リウマチ薬、抗てんかん薬

【再現ドラマ】

抗生物質は、外来でもよく処方される薬のひとつです。抗生物質による副作用で命を落としかけた人の話をしましょう。

その三〇歳台の営業マンは、仕事が忙しくて寝不足が続いていました。ある日、雨に降られて風邪を引き、発熱してしまいました。翌日、病院へ行き、喉が腫れていたので抗生物質と解熱鎮痛薬を処方されました。早く良くなりたいので指示どおりきちんと内服しましたが、忙しくて会社を休むことはできませんでした。

一度は良くなったのですが、一週間後に再び喉《のど》が腫《は》れて四〇度ぐらいの高熱が続き、意識が朦朧《もうろう》となって緊急入院となりました。

採血の結果、白血球は一〇〇／μℓで極端に少ないのに、炎症所見を示すCRPというマーカーは二〇／dℓ以上で、きわめて高い数値を示していました。医師グループは頭をひねりながらも、必死に治療にあたりました。

数日後、血液サンプルから細菌が検出されました。通常は無菌に保たれているはずの血液から細菌が出てきたのです。

彼の体は細菌に負けて、細菌の巣窟《そうくつ》になりつつあったのです。この状況は、菌血症あるいは敗血症といわれ、命にかかわる重症の状態です。

幸いにも、入院した救急救命病院の治療のおかげで回復しました。入院時に下がっていた白血球も正常化しました。そして、一カ月以上も入院した彼はつぶやきました。

「これからは、病気になったら会社を休んでゆっくりしよう」

抗生物質が味方であるはずの顆粒球の増殖を妨げる

危ないところでした。いったい何が起きたのでしょうか？

最終的に出された結論は、最初に飲んだ抗生物質による白血球減少、顆粒球《かりゅうきゅう》減少によるものだろうということでした。それも、重症の無顆粒球症だったのです。

ところで、顆粒球とは何でしょうか？

私たちの血液には、細菌などを攻撃する「白血球」という血球があります。白血球のうち、好中球《こうちゅうきゅう》、好酸球《こうさんきゅう》、好塩基球《こうえんききゅう》と呼ばれる顆粒（ツブツブ）状の小さな袋をたくさんもっている細胞を顆粒球といいます。

一定数の白血球が常時血液中をパトロールしていますが、体のどこかに細菌が侵入して炎症を起こすと、骨髄《こつずい》などに待機していた部隊が出動し、血液中の白血球数が増します。虫垂炎（俗にいう盲腸）や肺炎のときなどに血液中の白血球数が上昇するのはこのためです。

白血球は細菌をムシャムシャ食べてしまいます。特に抗体（161ページ参照）が張りついた細菌は食べやすいので、それを食べてしまいます。これをオプソニン効果といいます。

細菌を食べた白血球の多くは細菌とともに死んで行きます。この白血球の死骸や傷んだ組織や細菌の混ざったものが膿《うみ》です。

この白血球のうち、細菌を攻撃する主力部隊が顆粒球です。顆粒球は、炎症のある場所を察知すると、血液から血管の隙間を通って次々と病変部に集まります。そして、細菌をどんどん食べていきます。顆粒球は、取り込んだ細菌に、用意していた小さな袋から活性酸素を放出し、死滅させていきます。このようにして私たちを外敵から守ってくれているのです。

再現ドラマの営業マンは、無理がたたり、扁桃炎《へんとうえん》になってしまいました。そこで、抗生物質の服用で喉についた細菌が減り、いったん良くなりました。ところが、抗生物質による顆粒球減少が起きてしまい、抵抗力が低下して細菌の再侵入を許してしまったのです。

顆粒球がいない状態は、細菌にとって敵がほとんどいないのと同じです。細菌は彼の体の中でどんどん増えて形勢が逆転し、ついに細菌が血液中を回るようになり、敗血症、菌血症という重篤な状態に陥ったのです。

細菌をたたくはずの抗生物質が、味方である顆粒球を減らしてしまい、間接的に細菌の味方をしたのです。敵に塩を送ってしまったわけです。

では、なぜ顆粒球が減ってしまったのでしょうか？

顆粒球は、骨の中心にある骨髄で作られます。ニワトリや牛の骨の輪切りを見たことがあると思いますが、動物の骨は、周りの白くて硬いところと、少し赤みがかっているもろい中心部分から成っています。白いところは体を支える硬い緻密骨といわれ、いわゆる「骨」です。そして、赤みがかっているところが骨髄です。

骨髄には血球の元になる「血液幹細胞《けつえきかんさいぼう》」があり、それが骨髄の中でいろいろな血球の成分に分化していきます。顆粒球は骨髄の中でコロニーと呼ばれる集団を形成し、増殖成長していきます。抗生物質は、骨髄の大切な顆粒球コロニーの発生を抑えてしまうので、顆粒球が減少すると考えられています。また、免疫的な機序で減少することもあるといわれていますが、詳細はいまだはっきりしていません。このように骨髄の機能が抑制されてしまうことを

「骨髄抑制」といいます

抗癌剤も顆粒球減少症を引き起こす

実は、顆粒球減少症（もっと広い意味で白血球減少症ともいいます）は、さまざまな薬剤で引き起こされることが知られています。

最も有名なものは、抗甲状腺薬のチアマゾールによるものです。頻度は低いものの、いったん発症すると重篤なので注意が必要です。しかし、甲状腺専門の医師であれば熟知しているはずなので、チアマゾールによる顆粒球減少はあまり心配ないかもしれません。

その他、解熱鎮痛薬、抗てんかん薬、抗リウマチ薬によるものなど、さまざまな薬剤による予測できない顆粒球減少症が知られています。

初期症状は、喉の痛みと高熱です。採血で白血球、特に顆粒球が減っていることで診断がつきます。治療としては、重症の場合には、保険診療外ですが、顆粒球コロニー刺激因子（G－CSF　Granulocyte Colony-Stimulating Factor）というものを使うことがあります。

先ほど、「顆粒球は骨髄の中でコロニーを作って増殖する」と書きましたが、顆粒球コロニー刺激因子は、このコロニーに働きかけて顆粒球の増生を促進させる薬剤です。

また、抗癌剤使用によっても白血球減少がもたらされます。これは、抗癌剤が細胞増殖を強力に抑制するからです。

癌は、細胞が無秩序に増殖する疾患ですが、抗癌剤はこの細胞増殖を抑える薬剤です。つまり、血球を盛んに産生している、いうなれば細胞が盛んに増殖している骨髄を抑制してしまうのです。そのため、顆粒球減少が起こるのです。そのようなときに、先ほどの顆粒球コロニー刺激因子がよく用いられます。

このように、抗癌剤は骨髄全体の機能を低下させます。そのため、顆粒球などの白血球のみならず、赤血球、血小板などの血球成分のすべてを抑制してしまう、汎《はん》血球減少と呼ばれる貧血の形をとることも多々あります。

顆粒球は寿命が短く、回転スピードが速いため、骨髄抑制の影響を受けやすい傾向があります。そのため、減少の度合いが大きいのです。

本来、抗生物質には骨髄抑制作用はありません。ところが、抗生物質による顆粒球減少の人の骨髄を観察すると、成熟した顆粒球が減っているという報告があります。人によっては、抗生物質によって骨髄での白血球の増生が抑えられてしまうのです。

通常の風邪や胃腸炎などのウイルスによる病気には、抗生物質は効きません。ウイルスには抗ウイルス薬が効果を発揮します。しかし、抗ウイルス薬はインフルエンザウイルスやヘルペスウイルスに対するものなど、少数しかありません。

ですから、ウイルスによる風邪を早く治すために抗生物質を飲んでも無意味なので止めましょう。理由もなく医師が抗生物質を出しそうになったら理由を訊ねましょう。抗生物質が効かない細菌であるＭＲＳＡ（メチシリン耐性黄色ブドウ球菌）などの耐性菌を自分で作ってしまわないようにするためにも、とても重要なことです。いったん耐性菌をもってしまうと、体の中で密かに住み続けることが多く、具合が悪くなった途端に顔を出します。これが日和《ひより》見《み》感染《かんせん》です。日和を見て細菌がのさばるのでこういわれます。やっかいな菌を体にかかえないようにしましょう。

ウイルスによる感染は、水分補給をして寝て治すのが基本です。病気のときには仕事を休んで十分な休息をとりましょう。温かいものを飲んで、ゆっくり音楽を聴いたり、詩を読んだり、画集を開いたりしながら、うつらうつらしましょう。

通常は、もともと自分に備わっている白血球や抗体などの優れた免疫系を信じて、自分の体がウイルスに勝つのを待つだけでよいのです。

まとめ

1　白血球のうちの**顆粒球**（好中球、好酸球、好塩基球など）は、体内に侵入した細菌を食べて自らも死んでしまう。この死骸や破壊された組織（細胞）や細菌が混ざったものが**膿**である。

2　**骨髄**には血球の元である**血液幹細胞**があり、骨髄の中でいろいろな血球に分化する。

3　顆粒球は骨髄の中でコロニーを形成して増殖成長していく。

4　細菌を殺すために服用する**抗生物質**が顆粒球の増殖成長を抑制して、**顆粒球減少症**をもたらすことがある。

5　**抗癌剤**は細胞増殖を抑える薬なので、やはり顆粒球減少症を引き起こすことがある。

Column 12　知っていると役立つ知識

●コンタクトレンズによる瞼《まぶた》の垂れ下がり

筋無力症という病気によって瞼が下がってくる(眼瞼下垂《がんけんかすい》)ことがあります。これは筋無力症の重要な症状のひとつです。診断は、点滴をして瞼が持ち上がるかどうかでつきます。このテストを「テンシロンテスト」または「アンチレックステスト」といいます。

若い女性が、瞼が垂れ下がって筋無力症を疑われ、眼科から紹介されて来ました。筋無力症ならば治療が必要だからです。診察すると、手足の力は落ちておらず、とても元気です。

ところが、瞼は黒眼(瞳《ひとみ》)の真中ぐらいまで落ちてきています。瞼の垂れ下がりが異常かどうかのひとつの基準は、瞼が瞳にかかるかどうかです。彼女の場合、眼瞼下垂であることに間違いありませんでした。そこで、テンシロンテストをしてみましたが、瞼は持ち上がりません。筋無力症ではないようです。

このような場合、最も疑わしいのはコンタクトレンズによる眼瞼下垂です。コンタクトレンズは、角膜上の涙の層に浮かんでいる状態で装着されています。

私たちは毎日たいへんな数の瞬《また》きをしており、そのたびに瞼の内側がコンタクトレンズと接触し、瞼を持ち上げる筋肉や腱が傷んで眼瞼下垂が起こると考えられています。

先ほどの女性は、ハードコンタクトからメガネに替えて、１カ月後に眼瞼下垂は改善しました。その後ソフトコンタクトに戻しましたが、再発はしていません。

しかし、ソフトコンタクトでも眼瞼下垂が起こることが報告されています。瞼が下がってきたように感じたら、コンタクトレンズを疑ってみる必要があります。もちろん筋無力症も忘れてはなりません。

22 不整脈の薬で喘息になる

【病名】不整脈
【副作用の症状】気管支喘息、心不全、心臓喘息
【薬剤名】ベータブロッカー

【再現ドラマ】

Kさんは八〇歳台の女性で、畜産を営んでいます。家から牧草地までは近いのですが、小高い丘を登り降りしなくてはなりません。ある夏の日、いつものとおり息子さんと牧草地から家に戻ろうとしたとき、Kさんは動悸《どうき》を感じました。「ときどきあることだから大丈夫。もう歳だからね」と自分に言い聞かせて、ゆっくり帰ることにしました。なんとか家に着いて少し様子を見ていましたが、動悸はおさまりません。そのうちだんだん息苦しくなってきました。

遅れて戻ってきた息子さんは、Kさんを見るなり言いました。「お母さん、病院へ行こう！」息子さんは救急車を呼び、麓《ふもと》にある総合病院に行きました。

数日間入院して調べた結果、不整脈による心不全と分かりました。そして、内服だけで治療できるようになって退院しました。

その後の数カ月は調子が良かったのですが、ある夜、ひどい息苦しさを感じました。今度はひどい咳も出ます。息子さんは「また心不全かな」と思い、救急車を呼びました。そのときKさんは、息子さんにボソッと言いました。「胸が重いなあと思って、今日は先生にもらった心臓の薬を一度にたくさん飲んだんだけど、それがいけなかったのかねぇ」

これを聞いた息子さんは、驚きつつも不安を感じながら、一緒に救急車に乗り込みました。

不整脈の薬が気管の拡張を妨げて喘息を引き起こす

不整脈の薬の副作用で喘息が起きることがあります。Kさんは、動悸と心不全の治療のために処方されていた心臓の薬を一度にたくさん飲んだために副作用が起き、咳を伴う息苦しさが引き起こされたのです。息苦しさをとるために薬をたくさん飲んで、さらに息苦しくなったのはなぜでしょうか。

ここで喘息という病気を少し知っておく必要があります。最近は、大気汚染によって、アレルギー性の喘息の患者さんが増えています。

喘息とは、気管支の収縮によって呼吸が難しくなる病気です。喘息発作中は気管が狭くなるために、息をするたびにヒューヒュー、ゼーゼーいうようになります。また、気管内の分泌液も増え、炎症も起きて呼吸困難に陥り、咳や痰が多くなります。重症になると、肺に空気が入らなくなり、窒息状態になって亡くなることも稀ではありません。

日本での喘息による死亡者数は、ここ二〇年、年間で三〇〇〇～六〇〇〇人に達しています。喘息発作はまたたく間に悪化することがあり、若年者でも亡くなる例が後を絶ちません。私も郊外の救急病院で、喘息発作による若い患者さんの死に直面し、とても悲しい思いをしました。

このような喘息発作が、薬剤によって引き起こされることがあるのです。

図7（112ページ）でも説明したように、私たちが息を吸うと、空気は気管を通過します。気管は胸で左右に分かれ、気管支と呼ばれる無数の管《くだ》に枝分かれします。気管支の先には、酸素を取り込むための肺胞という組織があります。

間質性肺炎は肺胞と肺胞の間に炎症が起こる病気でしたが、喘息は、この枝分かれする細い気管支が狭《せば》まり、呼吸が苦しくなる病気です。

不整脈の薬のベータブロッカーで、この喘息が引き起こされることがあります。その仕組みを理解するためには、空気の通り道である気管の生理を理解する必要があります。

気管は常に収縮・拡張を繰り返しており、空気をたくさん吸わなくてはならないときに拡張します。それはどんなときでしょう?

緊張したときや、激しい運動をしたときに気管は広がります。そのようなときには、交感神経という神経から、気管を拡張させるアドレナリンという化学伝達物質が分泌されます。気管は、放出されたアドレナリンをアドレナリンレセプターで受け取って拡張するのです。アドレナリンレセプターは、大きく分けるとアルファ(α)とベータ(β)の二種類あり、心臓や気管にはベータレセプターがあります。

通常、気管はアドレナリンのベータレセプターを介して適切な広さに保たれていますが、なんらかの原因で気管が狭くなってしまうことがあります。これが喘息という病気です。

アドレナリンのベータレセプターには種類があり、心臓ではベータ1レセプターが、気管支ではベータ2レセプターがアドレナリンを受け取ります。そして、この二つのベータレセプターには微妙な違いのあることが知られています。その違いを利用して、ベータ1を選択的に抑える薬、つまり心臓へのアドレナリンの働きかけだけを「選択的に」抑える薬が開発されました。それが、ベータ(1)ブロッカーです(ベータ2ブロッカーは喘息を起こすだけで薬剤にはならないため、ベータ1の「1」は省略されます)。つまり、ベータブロッカーは、アドレナリンの心臓への働きを選択的に抑える薬なのです。

実は、この「選択的」というところがミソなのです。薬剤の選択性というのは、1か0かではなく、ベータ1とベータ2に対するレセプターブロック効果の比が一〇〇対一や一〇〇〇対一などであり、「比較的選択的」という意味なのです。そのため、ベータ（1）ブロッカーの効果が強まると、気管のアドレナリンのベータ2レセプターもベータ1ほどではないのですが、ブロックされてしまい、喘息を起こすことがあるのです。

Kさんは、心臓の薬をたくさん飲めば楽になると思ったのですが、薬剤が大量だったので気管にも強く働き、喘息が起きて苦しくなったのです。

これが、最初の息苦しさと次の息苦しさの違いであり、息苦しさを取る薬を多く飲んだのにもっと息苦しくなってしまったタネ明かしです。

眼薬のベータブロッカーで喘息が誘発されることもあるくらいです。眼薬が眼から直接吸収されたり、眼と鼻を通じる管（鼻涙管《びるいかん》といいます）を通って喉に回って飲み込まれたりして体に吸収されるのです。眼薬が喘息の原因だったなんて、普通では気づきませんね。

症状が喘息に似ている「心臓喘息」

もうひとつ、「心臓喘息」についても知っておいてください。

ベータブロッカーは、心拍数（脈拍数）や収縮力を調整して不整脈を抑える良い薬です。ところが、ベータブロッカーが心臓に効き過ぎてしまうと、心臓の働きが不充分になり、心不全となってしまいます。心不全、つまり心臓が肺から血液を受け取って全身に送り出すポンプの働きが充分でないと、肺に水（血液）が溢《あふ》れてきます。心臓は、肺から戻って来るきれいな血液を全身に送り出す大事な仕事をしています。心不全になって心臓の働きが充分でないと、肺に血液が渋滞してしまい、「肺うっ血」という状態になります。

こうして肺が水浸しの状態になると、やはりヒューヒュー、ゼーゼーいうようになり、ひどいときにはピンク色の痰が出るようになります。レントゲン写真を撮れば、心不全が起きていると、心臓が大きくなっていたり肺に水がたまっていたりするので区別がつきますが、初期の頃は音も似ており、通常の喘息と見分けにくいものです。このような状態を、心臓が原因なので「心臓喘息」といいます。通常の気管が狭くなる喘息を「気管支喘息」といって区別しているわけです。

この場合には入院し、利尿薬などを用いて水浸しの肺を治療しなければなりません。血液の中の水分量を減らし、心臓の負荷を軽くしていくのです。

このように、ベータブロッカーは、気管支に働きかけて気管支の収縮を来たす気管支喘息や、心不全を起こして心臓喘息を引き起こすことがあります。

これらの場合にも、やはり原因薬剤の中止が必要ですが、不整脈自体も命にかかわるものなので、ベータブロッカーを即中止というわけにはいきません。そこで、ベータブロッカーはそのままにして利尿剤や喘息の吸入薬を用いるとか、服用量を減らすとか、代替の薬剤を使うなど、難しい選択を迫られることになります。主治医とよく相談し、病状を把握しながら治療していくことにしましょう。

まとめ

1 気管は、放出された**アドレナリン**をアドレナリンレセプターで受け取って拡張する。アドレナリンレセプターはアルファとベータの二種類に大別され、気管には、ベータレセプターのうち、**ベータ2レセプター**によってアドレナリンが働きかける。

2 アドレナリンは**ベータ1レセプター**によって心臓に働きかける。この働きを抑える薬が**ベータ（1）ブロッカー**である。

3 ベータブロッカーを内服すると、気管のアドレナリンのベータ2レセプターもブロックされてしまい、**喘息**を起こすことがある。

4 ベータブロッカーが心臓に効き過ぎて心不全になると、肺に血液が渋滞して**肺うっ血**になる。これを**心臓喘息**という。

23 解熱鎮痛薬でも喘息になる

【病名】風邪
【副作用の症状】喘息
【薬剤名】アスピリン、インドメタシン、イブプロフェン、アントラニル

【再現ドラマ】

この再現ドラマは、医師国家試験の模擬試験に出ていた問題で、印象深かかったので憶えている話です。

八歳の少年が風邪を引いて発熱しました。近くの医院から解熱鎮痛薬の混ざった（模試では、薬剤名が記載されていたように思います）総合感冒薬をもらいました。数日後、発熱は改善したものの、咳が出てきました。その先生は、解熱鎮痛薬入りの総合感冒薬の継続と、咳止めを処方しました。しかし、咳は止まらず悪化し、数日後、呼吸困難を来たして救急病院へ搬送されました。さて、何が起きたのでしょう。

こんな問題だったと記憶しています。

増産されたロイトコリエンが喘息を誘発する

先ほどの正解は、総合感冒薬に入っていた解熱鎮痛薬による喘息発作です。

前項では、ベータブロッカーで喘息が誘発されることを紹介しましたが、実は、アスピリンなどの痛み止めでも喘息を引き起こすことがあるのです。不思議ですね。

ちょっと想像できませんが、ここには不思議な仕組みが隠れているのです。

解熱鎮痛薬の王者といえばアスピリンです。アスピリンを内服している人たちに喘息発作が起こることが知られるようになり、アスピリン（誘発性）喘息（AIA Aspirin-Induced Asthma）と呼ばれるようになりました。ところがアスピリン以外の解熱鎮痛薬、インドメタシン、イブプロフェン、アントラニル、などでも喘息発作が誘発されることが知られるようになりました。それゆえ、アスピリン（誘発性）喘息という名称を解熱鎮痛薬（誘発性）喘息（AIA Analgesic-Induced Aasthma）という名称に変えるべきであるといわれています。

なぜ、解熱鎮痛薬で喘息が起こってしまうのでしょうか？　第9項の「痛み止めの薬で胃潰瘍になる」（82ページ）でも触れましたが、解熱鎮痛薬はプロスタグランジンの産生を抑えることによって痛みを抑える作用をします。プロスタグランジンは、アラキドン酸という体内物質から作られるのですが、解熱鎮痛薬によってプロスタグランジンの合成を止められてしまうと、原料のアラキドン酸が余ってしまいます。そのためにロイコトリエンに利用される量が増えて、さまざまな種類のロイコトリエンがたくさん作られることになります。そして、このロイコトリエン類が喘息を誘発するのです。

解熱鎮痛薬は、胃粘膜保護因子であるプロスタグランジンを抑制して胃潰瘍を悪化させます（87ページ参照）。一方、気管支では、ロイコトリエンを増やして喘息を引き起こすことがあるのです。

気管支の収縮の程度を測定する「ピークフローメーター」

喘息の有無と重症度は、ピークフローメーターという装置で簡便に計測することができます。ピークフローメーターにはマウスピースが付いていて、このマウスピースに向かって思い切り息を吐き出します。装置といっても、プラスチック製で、三〇〇〇円ほどで購入できるものです。

充分に吸い込んだ息を思い切り吐き出したときの息の流速を計測するわけです。これを最大呼気流速度（ピークフロー値）といい、その値は、気管の広さに相関します。

喘息発作が起きていると、気管支は収縮して狭くなっており、痰などの分泌物も増加しています。このような状態では、ピークフロー値は低下します。ちなみに、ピークフロー値の

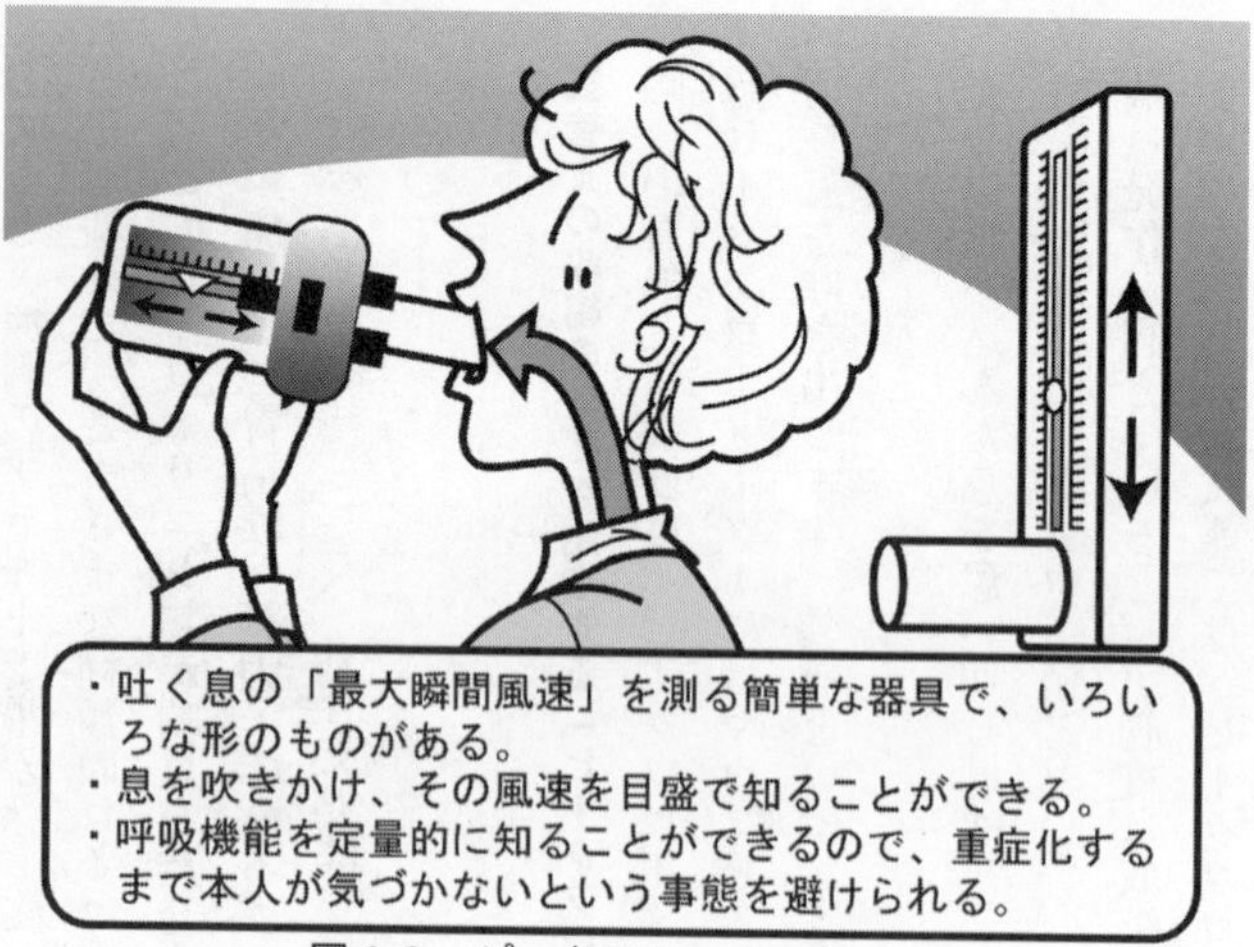
・吐く息の「最大瞬間風速」を測る簡単な器具で、いろいろな形のものがある。
・息を吹きかけ、その風速を目盛で知ることができる。
・呼吸機能を定量的に知ることができるので、重症化するまで本人が気づかないという事態を避けられる。

図１０　ピークフローメーター

変化はひじょうに鋭敏なことが知られています。

喘息の患者さんは苦しさに慣れているせいで、苦しいと自覚したときには重症のことも少なくありません。このように自覚症状の乏しい喘息発作の場合でも、ピークフローの低下が先行するので、体の異常を察知できることがあります。

また、お子さんが不安感から息苦しさを訴えている場合でも、ピークフロー値が下がっていなければ慌てる必要はないわけです。ただし、通常のピークフロー値は人によってさまざまですから、正常値を測定しておき、それと比較してどの程度低下しているかを確認する必要があります。

では、先ほどの少年のような初回発作のと

きに、喘息発作かどうかを見分ける方法はないのでしょうか？

この判定をするために病院で行なわる最も簡便な方法は、呼吸機能検査です。

この検査では、まず普通の呼吸機能検査をします。これで、肺活量や一分間にどの程度のスピードで息を吐けるかなどが分かります。

次に、喘息の治療薬であるベータ刺激薬を吸入して、もう一度同じ検査をします。もし、喘息によって呼吸機能が悪化していたのであれば、ベータ刺激薬の効果で数値の改善が見られるはずです。これを、ベータ刺激薬吸入負荷試験といいます。字で書くと長いのですが、実際には二〇分ぐらいで終わる検査です。

このように、喘息発作はいくつかの検査で容易に判別がつきます。ですから、解熱鎮痛薬で喘息が起こることがあるという事実を知っておき、もし疑わしいときには検査をすることが大切です。咳止め薬を追加して、薬だけがどんどん増えていくのはいただけません。

もともと喘息をもっている人が、解熱鎮痛薬を飲んで息苦しさや咳が悪化したら要注意です。また、薬剤とは無関係に、風邪（気管支炎）自体によって喘息発作を来たすことや、喘息を悪化させることもあります。喘息発作は、気管が狭くなる通常の気管支炎とはまったく異なる病気です。喘息発作の特徴は、気管支が狭くなることによるヒューヒュー音です。夜間に悪くなることも特徴です。通常の咳と異なり、このような症状が重なった場合には注意が必要です。呼吸器内科の専門医にかかることをお勧めします。

喘息は、容易に重症化しやすく、重症化すると命にかかわる病気です。しかし、喘息の治療薬はたいへん改良が進み、良い薬がたくさん出てきているので、きちんと治療できるようになりました。

解熱鎮痛薬でも、直接関係がないように思える喘息が出たり悪化したりする場合があることを知っておくとよいでしょう。

まとめ

1 アスピリンなどの**解熱鎮痛薬**によって喘息発作が誘発されることがある。これを**アスピリン（誘発性）喘息**または**解熱鎮痛薬（誘発性）喘息**という。

2 解熱鎮痛薬によってプロスタグランジンの産生が抑制される一方で、**ロイコトリエン類**が増産され、このロイコトリエンが喘息を誘発する。

3 喘息の有無や重症度は、**ピークフローメーター**という装置によって簡単に知ることができる。また、**ベータ刺激薬吸入負荷試験**という喘息判定法がある。

24 ほとんどすべての薬に薬疹の可能性がある

【病名】あらゆる病気
【副作用の症状】発疹、薬剤性過敏症症候群
【薬剤名】抗生物質、カルバマゼピン、高血圧薬、消炎鎮痛薬、抗精神病薬、胃薬など、ほとんどすべての薬剤

【再現ドラマ】

私の外来の患者さんに、カルバマゼピンという、抗てんかん薬を数年間内服している人がいました。

ある日、彼は時間外に来院し、「どうやら、寿司にあたってしまったらしいのです。ネタが新鮮じゃなかったのでしょうね、特に貝が」と言います。

診察すると、たくさんの発疹が出ています。皮膚科の医師と一緒に診て、「生魚による蕁麻疹《じんましん》かもしれない」ということになりました。

数日後に再診したところ、よくなるどころか少し悪化しています。私たちは薬疹《やくしん》の可

能性も考え、カルバマゼピンを別の薬剤に変更しました。すると、発疹は約一週間で改善しました。

薬剤のアレルギーは内服だけとは限りません。次のような例もあります。

それは四〇歳台の女性で、ある解熱鎮痛薬のアレルギーがあって内服すると発疹が出るので、決められた薬剤を少量内服するように注意していました。

ある日彼女は、スーパーでの買い物の帰りに自転車に乗っていて転び、足を打ってしまいました。転んだところがドラッグストアの前で、店員さんが助け起こしてくれました。そして、痛そうにしていた足に試供品のシップ薬を貼ってくれたのです。

その夜から、全身に発疹が出てしまったのです。もちろん、貼ったところは真っ赤でした。シップ薬に含まれる解熱鎮痛薬による薬疹が出てしまったのでした。最近のシップ薬には、効果を高めるために解熱鎮痛薬が含まれているものがあるのです。

薬疹も免疫システムの暴走が原因

薬剤で発疹が出ることがあります。ご存知の方も多いと思いますが、これを薬疹といいます。薬疹は、ほとんどすべての薬剤で起こる可能性があります。

薬疹は、薬を飲み始めた日や点滴を受けた日から出ることもあれば、数日して出てくることもあります。また、長く飲み続けているうちに、体調によって突然出ることもあります。

左右対称性に胴から手足にかけて赤いブツブツがたくさん出てくるのが普通ですが、いろいろな形をとることが知られています。たとえば、肘《ひじ》のところだけとか、顔だけというように、場所を限定した出方をすることもあります。また、細かい発疹がパラパラ見られることもあれば、蕁麻疹のように比較的大きな発疹がたくさん出ることもあります。

薬剤としては、抗生物質、抗てんかん（痙攣《けいれん》）薬、高血圧薬、消炎鎮痛薬、抗精神病薬、胃薬などが比較的起こしやすい薬剤です。再現ドラマの女性のように、薬疹は外用薬でも起こることがあります。

薬疹は、体内に入って吸収された薬物を免疫システムが「敵」だと認識するところから始まります。免疫システムが敵だと認識しないか、認識しても黙認するようであれば、薬疹は出ないと考えられています。しかし、免疫システムが敵だと認識してしまうと、次に内服したときに免疫システムが反応して発疹が出てしまうのです。多くの場合、薬疹が数日で出てくるのはこのためなのです。

しかし、数時間で薬疹が出る人もいます。逆に、再現ドラマの男性のように、ずっと飲み続けている薬でも突然発疹が出ることもあります。これは、免疫システムがその薬剤を突然外敵とみなして反応することがあるからです。

薬剤性過敏症症候群（DIHS）の特徴

さらに最近、薬疹について注目すべき報告がなされました。

薬疹が出た後、体内でウイルスの活動が盛んになり、さらに症状が悪化することがあるというのです。私はこの報告を聞いたとき、「免疫反応は奥が深いなぁ」と思ったものです。

薬疹に引き続き、ウイルスの活性化などのさまざまな症状が出てくる状態を、薬剤性過敏症症候群（DIHS　Drug-Induced Hypersensitivity Syndrome）と呼びます。その特徴は、薬剤を止めても発疹が改善しないことや、高熱、リンパ節腫大《しゅだい》、肝機能障害などが長期間続くことです。

たとえば、ある薬剤を内服して発疹が出たためにその服用を中止したとします。DIHSに移行している場合には、薬剤を中止しても発疹は続きます。少し軽くなる人もいますが、薬剤を中止して一四日後くらいから再び悪化することもあります。

次いで、三九度台の高熱が出るようになり、リンパ節腫大や肝障害などが出始めます。原因薬剤を止めているにもかかわらず、次第に症状が悪化し、それが長期間続くのです。

このように、最初に症状がわずかに改善したと思ったところで再燃してくる「二峰性」といわれる症状が見られるのが特徴です。

DIHSにヒトヘルペスウイルス6型（HHV6）の活性化が関与していることは、日本の皮膚科専門医が初めて報告したことです。HHV6は、乳児の突発性発疹などをもたらすウイルスで、感染後、ヒトの体内に住み続けます。

ウイルスが体内でひっそり潜伏し続けることは、ときどきあることです。たとえば、水疱《みずぼう》瘡《そう》のヘルペスウイルスは、子どものときにかかった水疱瘡が治った後も神経細胞の中に住み続けます。そして、体調が悪くて免疫が落ちたときに、感覚神経に沿って表に出てきます。これが帯状疱疹《たいじょうほうしん》です。

これと同じで、DIHSでは潜伏していたHHV6が活性化してきます（ほかのウイルスが活性化するという報告もあります）。

薬疹が起こった後、この薬剤に対する免疫反応がきっかけとなり、二〜三週間後にHHV6が活性化してくると考えられています。薬剤中止後も続く発疹や、肝機能障害、脳障害は、このHHV6の活性化によるものだったのです。

重症のDIHSになると、症状は皮膚に留まらず、全身が悪化することがあります。このような場合には、集中的な治療が必要になります。

薬剤に対する過剰な免疫反応に対しては、ステロイドで免疫を抑える治療をします。それと同時に、活性化してきたウイルスに対して免疫グロブリンの注射などを行なうこともあります。一方で免疫システムを抑えながら、他方では免疫システムを補う治療をするのです。

ＤＩＨＳは、症状が長期化して改善しないことや、血液検査による白血球数の増加、ＨＨＶ６抗体の上昇などから診断がつきます。その際は皮膚科専門医の判断が重要となります。薬疹が出たときは薬剤の中止が基本です。薬剤を中止しても発疹が改善しないから薬疹ではないだろうと考えて薬剤を再開するのは、実は危険なのです。ＤＩＨＳが起こっている可能性があるからです。なお、薬疹がスティーブンス・ジョンソン症候群（100ページ参照）のような激烈な副作用に移行することもあります。

やはり、内服を始めて発疹が出てきた場合は、その薬剤を中止し続ける必要があるのです。

まとめ

1　**薬疹**は、内服薬に限らず、ほとんどすべての薬で起こる可能性がある。
2　薬疹も**免疫システム**の誤作動が原因である。
3　薬疹が出たために薬剤を中止しても、**薬剤性過敏症症候群（ＤＩＨＳ）**に移行することがある。
4　ＤＩＨＳは、体内に潜伏していた**ヒトヘルペスウイルス６型（ＨＨＶ６）**が活性化することによって発症する。

25 抗生物質で痙攣が起こる

【病名】風邪
【副作用の症状】痙攣、意識障害、低血糖発作
【薬剤名】抗生物質のニューキノロン薬

【再現ドラマ】

前立腺肥大と軽い記銘力障害で、私の外来にかかっていた七八歳の男性がいました。身の回りのことは自分でできるので、数カ月に一度の来院で様子を見させてもらっていました。ある日、奥さんとデパートに買い物に行ったとき、デパートの中で手足をカクカクさせる痙攣《けいれん》を起こして倒れ、意識も失ってしまいました。慌てた奥さんから大学病院の私のところに連絡があったので、すぐに救急車で来院するように伝えました。

病院に到着したときには、すでに意識は回復しており、痙攣もおさまっていました。

これまでに痙攣発作を起こしたことはないし、特に体を酷使したわでもなく、ごく日常的な動作をしていたのに、急に痙攣を起こしたのだそうです。

早速入院していただき、頭部CTや脳波などの検査をしましたが、痙攣の原因となるものは見つかりませんでした。

その少し前に風邪を引いたのですが、近くの医院で受診し、処方してもらった風邪薬を数日飲んだ結果、だいぶ良くなっていたとのことでした。ちょうど奥さんのバッグに薬袋が入っていたので内容を確認させてもらうと、総合感冒薬のほかにニューキノロン薬という抗生物質が処方されていました。風邪の経過や失神したときの話から、痙攣はこのニューキノロン薬によるものではないかと考えられました。

数日間の入院で、風邪もすっかり良くなって無事退院しました。その後も前立腺炎などを繰り返したために、ときどき抗生物質を必要とすることもありましたが、ニューキノロン薬を避けることで、痙攣や意識障害は起こらなくなりました。

ニューキノロン薬が痙攣発作を引き起こす

抗生物質の副作用の中でも、ニューキノロン薬と呼ばれる一群の抗生物質で引き起こされる痙攣を伴う副作用は重要なものです。

ニューキノロン薬は、比較的新しい抗生物質で、化学構造が従来の抗生物質とは異なるため、ニューキノロン系抗菌薬とも呼ばれます。経口で内服しても吸収がよくて多くの細菌に効くので、臨床の場で多く用いられるようになりました。

当初、ニューキノロン薬は解熱鎮痛薬との併用によって痙攣が起こることが話題になりました。その後、ニューキノロン薬単独による痙攣の報告がなされるようになりました。特に、腎機能が悪かったり、高齢のために薬の代謝が遅かったり、大量に内服したり、血液中のニューキノロン薬の濃度が高くなったりすると、痙攣を起こしやすいとされています。

その原因は、ニューキノロン薬が、脳内のガンマアミノ酪酸《らくさん》（ＧＡＢＡ　Gamma-Amino Butyric Acid）レセプターにＧＡＢＡが特異的に結合することを阻害するためだと考えられています。ＧＡＢＡは脳内では重要な物質で、神経細胞の興奮を鎮《しず》める働きがあります。

脳は神経細胞とそれを支える細胞の塊で、脳内では電気回路が規則正しく作動しています。もし、いろいろな回路が勝手に作動すると、秩序だった処理はできません。ＧＡＢＡは神経細胞の興奮を抑制し、回路のスイッチが勝手に入らないように調節しているのです。

ニューキノロン薬が、ＧＡＢＡのこの働きを邪魔してしまうと、神経細胞が勝手に興奮し始めてしまいます。そうすると、脳の中で無秩序な「電気の嵐」が発生し、痙攣を起こし、意識を失ってしまうのです。

実はてんかんという病気も、この「電気の嵐」が発生しやすい人の疾患なのです。ですから、てんかんの薬の中にはＧＡＢＡを増やす作用のものもあります。

ニューキノロン薬には低血糖発作やショック症状の副作用もある

もうひとつ、ニューキノロン薬の副作用で忘れてならないのは、低血糖発作です。ほとんどのニューキノロン薬で低血糖発作が起こりうることが知られています。やはり、腎機能が悪い人で起こりやすく、人工透析をしている人は注意が必要です。また、高齢者も低血糖発作を起こしやすいとされています。ニューキノロン薬による低血糖発作は、痙攣の発作に比べると頻度は低いのですが、やはり意識を失う危険性があります。

そのほか、ショック症状があります。「ショック」という言葉は、一般には「電気ショック」とか「衝撃的な告白を聞いて精神的なショックを受ける」などと使われますが、医学的に「ショック」あるいは「ショック状態」という場合は、急に血圧が下がったり、脈が遅くなったり、ひどいときには呼吸や脈が止まってしまうことを指します。

実は、どの薬剤もアレルギー的な機序でこの「ショック」を引き起こしうるのです。このようなショック状態をアナフィラキシーショック（105ページ参照）といいます。

たとえば、こんなことがありました。私の友人の循環器専門医は、当直の日に熱を出してしまいました。そこで、先輩の医師に抗生物質を点滴してもらいました。ところが、点滴を終えてベッドに腰掛けたとたん、サアーッと真っ青になって倒れてしまったのです。看護師さんが慌てて血圧を測ると、上が六〇㎜Hgほどで、脈も一分間に四〇回ぐらいに落ちており、意識もありませんでした。

腕に点滴の針が入ったままだったので、抗生物質の点滴をリンゲル液に変えて急速に点滴しました。すると血圧が徐々に復活し、意識を取り戻しました。体調が悪かったせいもあると思いますが、たぶん抗生物質によるアナフィラキシーショックだろうということでした。

このときの抗生物質はニューキノロン薬ではありませんでした。今度は点滴をした先輩医師が、別の意味で真っ青になりました。

ニューキノロン薬によるアナフィラキシーショックの報告もあります。ですから、ニューキノロン薬を内服して意識を失った場合には、痙攣、低血糖、アナフィラキシーなど、各種の原因を考える必要があります。

二〇〇五年には、テリスロマイシン（ケテック）という抗生物質による、まるで「意識のスイッチが落ちる」ような意識消失発作が報告されました。これは、抗パーキンソン病の薬による睡眠発作（132ページ参照）と似ています。医師はこのような情報をよく知っていますので、疑わしい場合には相談しましょう。

ニューキノロン薬は有用な抗生物質です。しかし、もし自分には合わないことが分かっているならば、前もって医師に話しておきましょう。腎機能が悪い人や高齢者は、特に気をつけてください。

インフルエンザ治療薬による副作用

毎年、インフルエンザは冬に大流行します。ワクチンも普及してきましたが、やはり冬になると多くの人がインフルエンザにかかります。最近では、喉や鼻を綿棒でこすり取って、インフルエンザウイルスにかかっているかどうかをすぐにチェックできるようになりました。また、インフルエンザウイルスの治療薬も開発されて、使用後すぐに解熱するなど、その効果には目を見張るものがあります。インフルエンザウイルス特有の酵素を邪魔するので副作用を起こしにくく、安全性の高い薬剤です。

インフルエンザウイルスに対する薬剤には吸入薬と内服薬があり、それぞれ成分が異なります。吸入薬は呼吸器に留まるので全身的副作用は少ないのですが、呼吸器疾患によっては使用できないことがあります。内服薬は使いやすい反面、頻度は少ないとはいえ副作用が出ることがあります。

内服薬であるオセルタミビル（タミフル）を投与した動物実験の結果が有名です。脳の仕組みが未熟な幼若ラットの脳では、なんと成熟ラットの六五〇〜一五〇〇倍もの高濃度で薬剤が蓄積し、高確率で死んでしまったのです。

オセルタミビルは高濃度になると、意識障害や幻覚などの脳の麻酔作用が出現し、呼吸障害を起こして死んでしまうものと考えられています。その結果、脳が未熟な一歳未満の子どもに対する使用制限が発令されました。

私も、オセルタミビルを合計一〇間内服し続けて意識障害を来たした高齢の患者さんを経験し、報告したことがあります。終日眠り続けているような感じでした。幸いにも点滴だけで回復され、大事には至りませんでした。お子さんでは、幻覚が出ることもあるようです。

オセルタミビルは毎年冬にたくさん使われます。もしオセルタミビル内服後に幻覚や眠り込むようなことがあれば、内服を中止して水分補給に努めましょう。オセルタミビルの副作用は、血液中の濃度（特に脳の機能が発達していないお子さんの場合）に依存すると考えられているからです。

まとめ

1 **ニューキノロン薬**の副作用として、痙攣発作や意識障害を来たすことがある。

2 これは、ニューキノロン薬が脳内の**ガンマアミノ酪酸（GABA）**レセプターにGABAが特異的に結合するのを阻害するために引き起こされると考えられている。

3 このほか、ニューキノロン薬の副作用には、**低血糖発作**と**ショック症状**がある。ショック症状のことを**アナフィラキシーショック**という。

4 **抗インフルエンザ薬**のオセルタミビルが**中枢性の副作用**を引き起こすことがある。

26 水虫の内服薬で肝臓病になる

【病名】水虫
【副作用の症状】だるさ、食欲低下、肝臓障害
【薬剤名】アゾール系の抗真菌薬、ポリエン系薬剤

【再現ドラマ】

Mさんは太り気味の四〇歳台の主婦です。血糖値もコレステロールも高めで、近所のクリニックの先生から食事指導を受けながら、高脂血症の薬であるスタチン系薬剤をもらっていました。内服を始めてからは血液の数値も一段落し、先生から「もう少しやせようね」と言われる程度になっていました。

あるとき、Mさんは足の裏が痒《かゆ》いことに気づきました。「それ水虫じゃないのか？皮膚科に行って診てもらったほうがいいぞ。経験者は語るだ」と夫に言われました。夫に言われたのがくやしくて、Mさんは近所の皮膚科に行きました。

皮膚科の先生は、「どれどれ、皮膚を少しとって調べれば原因の白癬菌《はくせんきん》がいるかどう

かすぐに分かるから」と、足の裏の皮膚を調べました。そして、「ばっちり水虫ですね」と言って、薬を出してくれました。

Mさんは少しがっかりしましたが、早く良くなりたくて、きちんと内服を始めました。ある朝、起きようとすると足腰が立ちません。手足のあちこちが痛みます。やむなく救急車を呼んで病院に搬送してもらいました。

救急外来で血液検査の結果を見た医師から、「Mさん、筋肉が傷んでいるから動けないんですよ」と言われましたが、Mさんにはその意味が分かりませんでした。

抗真菌薬で肝臓障害が引き起こされる

水虫の薬を内服しているときに、ほかの薬を飲む場合は注意が必要です。知らず知らずのうちに同時に飲んでいる薬の血液中の濃度が上がり、命にかかわることもあるからです。また、肝臓に障害が生じ、だるくなってくることもあります。水虫を治すために命にかかわることになっては、割に合いません。

最もよく用いられている水虫の内服薬（抗真菌薬）は、ほかの薬の肝臓での分解を邪魔することがあるのです。その結果、一緒に飲んでいる薬が分解されず、体内にどんどん蓄積されてしまうのです。また、抗真菌薬そのものが肝臓障害を引き起こすこともあります。まさに、抗真菌薬を飲むときには肝臓が肝心なのです。

肝臓障害というと、体が黄色くなる黄疸《おうだん》を思い浮かべるかもしれませんが、臨床現場で肝臓障害の症状として圧倒的に多いのは、だるさや食欲低下です。

肝臓は体の元気の源であり、糖、脂肪、タンパク質を分解（「代謝」といいます）・貯蔵すると同時に、体の中にできた老廃物や異物を分解します。ですから、アルコールやいろいろな薬剤を分解する一大化学工場でもあるのです。肝臓は、必要なものを作って不要なものを分解する働き者で、最も大きい臓器です。

この肝臓が、水虫の薬を分解しようとするときに肝臓自身がダメージを受けることがあるのです。そうすると食欲がなくなり、だるくなるわけです。

ところで、水虫の薬というと、皆さんは塗り薬を想像するのではないでしょうか。靴から出してシューと一吹きするコマーシャルを思い浮かべるかもしれません。以前は、水虫の薬といえば塗り薬でした。お父さんが、縁側で新聞紙を開いて足の指の間に薬を塗る風景は、それはそれで一つの風物詩の観もありました。

水虫は、皮膚を栄養として育つカビですから、外から薬を塗ってカビの増殖を抑えようとしたわけです。しかし、白癬菌の生命力と増殖力の強さはひじょうに強いもので、薬の効果が少ないことも往々にしてありました。

水虫の塗り薬でかぶれることもあります。そのようなときには、水虫による病変に加え、薬によるかぶれが加わって、皮膚はとてもひどい状態になってしまいます。

最近では、ブーツを履《は》くことや通気性の悪い下着を着ることから、女性の真菌症も増えてきました。体力が落ちたときや糖尿病の患者さんに起きやすいカビの仲間のカンジダ症も、女性に多くみられます。

もともと人間の皮膚は、ひじょうに巧妙に作られている素晴らしいシステムです。皮膚はただの皮ではなく、外界から体を守る心強い「生きた鎧《よろい》」として機能しています。つまり、水や油をはじき、不要なものを吸収しないようになっています。また、外敵を認知する免疫細胞も散らばっているし、紫外線を防ぐ色をもった細胞もがんばっています。

このように、皮膚は外敵の侵入を防ぎ、体の中の状態を一定に保つためにがんばっているのです。

ところが、この優れた機能が、薬を塗って直そうとするときには、逆にアダとなってしまいます。薬がうまく浸透せず、どうしても塗り薬が届かない場所ができてしまうのです。したがって、枝が延びるように皮膚の深くまで成長している真菌に対しては、塗り薬では限界があるのです。

抗真菌薬の内服薬は、外用薬のこの欠点を補うために登場したものです。内服薬の抗真菌薬は、塗り薬では効果が不充分だった人にもよく効きます。内服した薬は血液中に溶け、皮膚に運ばれて効果を発揮します。つまり、皮膚の内側から真菌を攻撃することができるので効果的なわけです。

水虫の原因である真菌とヒトの細胞は似ている

先ほどからちらほら出ている「真菌」とは何でしょうか？　真菌は、白癬菌やカンジダなどのカビや酵母などを含むグループ名で、水虫の原因は白癬菌と呼ばれる真菌によって引き起こされるのです。

真菌という言葉からは、本当（真）の菌という印象を受けますが、実は真菌は大腸菌などの細菌よりもヒトにより近く、普通の菌（細菌やバクテリア）とはまったく異なる構造をしています。

真菌には、ヒトの細胞と同様に、DNAなどの情報の源である核の周りにきちんとした仕切り膜（核膜）があります。この核膜をもっている生き物（細胞）を真核細胞といい、真菌もヒトも真核細胞でできています。細胞の形から見ると、ヒトの細胞と水虫菌（白癬菌）はよく似た形をしているのです！

さて、抗生物質は菌を殺すことで有名です。喉が膿《う》んで腫《は》れる扁桃炎などの感染を来たして熱が出たときに、抗生物質を処方してもらった人も多いと思います。虫垂炎（盲腸）を「薬で散らした」人もいることでしょう。

この抗生物質が相手にするのはブドウ球菌や大腸菌などの細菌（バクテリア）です。細菌は、ヒトの細胞とはまったく異なる構造をしています。ですから、細菌だけがもっているものを選択的に攻撃すれば、ヒトの細胞を傷つけずに細菌だけをやっつけることが可能です。

細菌は、ヒトの細胞とは異なり細胞膜をもっていませんが、代わりに細胞壁というものをもっています。ですから、この細胞壁を壊す薬を使えば、細菌だけを攻撃できるわけです。

それでは、真菌にもこれと同じ作戦をとることはできないのでしょうか？　細菌に比べて真菌はヒトの細胞に構造が近いので、この作戦はとれません。

ところで、真菌の細胞の核膜はエルゴステロールという特殊な成分でできており、真菌は自分を増やすために、このエルゴステロールをせっせと作り続けています。最近では、このエルゴステロールの合成を阻害する薬がよく用いられるようになりました。

抗真菌薬にはいくつかの種類がありますが、この系統の薬はアゾール系と呼ばれます。この種の薬剤は、肝臓で薬物を分解するチトクロームｐ４５０という酵素の働きを阻害することが知られています。酵素はタンパク質でできた小さな工場で、ある物質に何かをくっつけたり切り離したりしています。

さまざまな薬剤は、肝臓で酵素にとらえられ、いろいろなものをくっつけられたり切断されたりして変化し、分解されていきます。この酵素の中でもチトクロームｐ４５０は重要な酵素であり、たくさんの薬剤がこの酵素によって分解されます。

アゾール系抗真菌薬は、真菌の核膜の原料であるエルゴステロールの合成を阻害すると言いましたが、実は、真菌のチトクロームｐ４５０の働きを抑え、エルゴステロールを作らせないようにしている薬剤なのです。しかし、真菌とヒトの細胞が似ているために、私たちの肝臓にあるヒト型のチトクロームｐ４５０の働きも阻害してしまうのです。

特に、テルフェナジンという抗アレルギー薬との併用では、命にかかわる不整脈の報告がありました。テルフェナジンの血中濃度が高くなり過ぎたためと考えられています。（現在、テルフェナジンは使用されなくなりました。）また、血液を固まりにくくするワルファリンカリウム、トリアゾラムなどの睡眠薬、循環器の薬剤であるジギタリスの分解を抑え、作用を強めることが報告されています。

Mさんの場合は、スタチン系薬剤の血液中の濃度が上がり、横紋筋融解が起こっていたのです（45ページ参照）。最近、私たちの病院に肝臓病をもったスタチン系薬剤による横紋筋融解の患者さんが救急入院しました。肝臓自体の機能が落ちていたため、スタチン系薬剤の濃度が上がったのではないかと予想しています。スタチン系薬剤を処理する肝臓が弱っている人も注意するほうがいいかもしれません。

理論的には、アゾール系抗真菌薬を内服している人は、チトクロームp450で代謝される薬剤の血液中の濃度が上がる可能性があると考えてよいでしょう。現在ではほとんどの薬の添付文書をインターネットで検索して閲覧できますので、その薬がチトクロームp450で代謝されるかどうかを調べるとよいでしょう。

もし、真菌がエルゴステロールを作るときにヒトとはまったく違うチトクローム酵素を使っているならば、私たちの体にあまり影響を及ぼさない抗真菌薬を作ることができたでしょう。ここに、「自分と似たものを攻撃する治療の難しさ」が潜んでいるのです。

これは、抗癌剤を用いるときのジレンマとよく似ています。癌細胞はもともと自分の細胞でしたが、無秩序にどんどん増えてもとの細胞とは非なるものに変化したものです。

ところが、もともと自分の細胞なので、見た目は違っても、中身も外側の膜もほとんど同じ構造です。ですから抗癌剤は、体の元気な細胞にも必ずダメージを与えてしまうことになるのです。

このように、自分の体に作りが似ているものを攻撃する薬剤は、体に影響を及ぼしやすい性質をもつことが多いのです。

抗真菌薬には、ここで取り上げたアゾール系薬剤のほかに、ポリエン系薬剤、核酸合成阻害薬と呼ばれる仲間もあります。
核酸合成阻害薬（核分裂阻害薬）の水虫の薬については次項で触れましょう。

まとめ

1 **水虫の内服薬**（**抗真菌薬**）とほかの薬を併用すると、**肝臓障害**を引き起こすことがあり、場合によっては命にかかわることもある。
2 水虫菌（白癬菌）は**真菌**の一種であり、真菌は細菌（バクテリア）とは異なり、ヒトと同じように**細胞膜**（核膜）をもっている。
3 真菌の核膜は**エルゴステロール**という成分でできており、**アゾール系**の**抗真菌薬**は、このエルゴステロールの合成を阻害することで水虫治療の効果を発揮する。
4 しかし、アゾール系の薬剤は、肝臓で薬物を分解する**チトクロームｐ４５０**という酵素の働きも阻害してしまうために、副作用をもたらす。

27 抗真菌薬で赤ちゃんに影響が出る

【病名】水虫
【副作用の症状】生殖細胞への影響（奇形）
【薬剤名】核分裂阻害薬のグリセオフルビン

【再現ドラマ】

Nさんは妙齢の女性です。ファッションに敏感で、流行の服などを楽しんでいます。ブーツが流行したある年のことです。足の皮がボロボロむけるようになったうえに痒さも感じるようになり、病院に行く決心をしました。病院では水虫（白癬菌）と診断されました。

「水虫なんて男の人の病気と思っていたのに恥ずかしいわ。早く治さなきゃ」と、きちんと薬を飲んでいました。なぜなら、来月には結婚式を控えていたからです。

結婚式が無事終わったある日、水虫の薬を出してもらったクリニックに行きました。

「あれ、名前が変わったんですね」

「ええ、今月結婚したんです」

「それはおめでとう。でも、子どもを作っちゃだめですよ」

「どうしてですか？」

「あなたが飲んでいる水虫の薬は、子どもを作っちゃいけないものなのです。言わなかったですかねぇ。薬の説明書にも書いてあったと思うんですが」

「よく覚えていないんですが……」

Nさんは、新婚の楽しい気分が急にしぼんでいくのを感じました。

生殖細胞に影響する水虫の内服薬

幸いにもNさんは妊娠していなかったので、ことなきを得ました。

内服をしている間だけでなく、内服を終了してからも、飲んでいた水虫の薬で赤ちゃんに影響が出る可能性があると知ったら、皆さんは驚くかもしれませんね。

妊娠する可能性のある女性が薬に対してナーバスになるのは当然のことですが、男性が飲んでいた薬が赤ちゃんに影響することはないのでしょうか？　実は、男性が水虫の薬を内服していた場合にも、赤ちゃんに影響を与える可能性が指摘されているのです。

前項では、抗真菌薬のアゾール系の薬物について話しましたが、別の種類の抗真菌薬にグリセオフルビンという核分裂阻害薬のグループに属する薬剤があります。グリセオフルビンは水虫によく使われる内服薬で、真菌の細胞が分裂して増えていくのを抑える薬です。

核分裂とは何でしょうか。核兵器の核とは違います。核兵器の核は物質の原子核の意味ですが、ここでいう核は細胞の中にあってDNAを入れている核の話です。

真菌は核膜をもっており、私たちヒトと同じ真核生物です。したがって、真菌が増えるときにはヒトの細胞と似た分裂をします。

真核生物の細胞が分裂して増えるときは、まず、二重らせんになっているDNAが縦に裂け、それぞれのコピーを作ります。そのコピー同士が合体した後、左右から糸に引っ張られて細胞の両極に別れます。そして、細胞膜が真ん中を仕切って細胞が分裂し、同じ細胞が二つできあがります。この細胞分裂は、糸ができて分裂するので有糸分裂といいます。

グリセオフルビンは、この有糸分裂に必要な横から引っ張る糸を壊すことによって真菌の分裂を抑えるのです。ここまで読んでピンときた人は鋭い人です。

いまのところ、抗癌剤のように細胞分裂が盛んな細胞へのダメージ、つまり毛髪が抜けてしまうなどの報告はありません。それではどこに影響が出るのでしょうか？

それは、精子や卵子などの生殖細胞への影響です。特に男性は、毎日たくさんの精子を作り続けています。

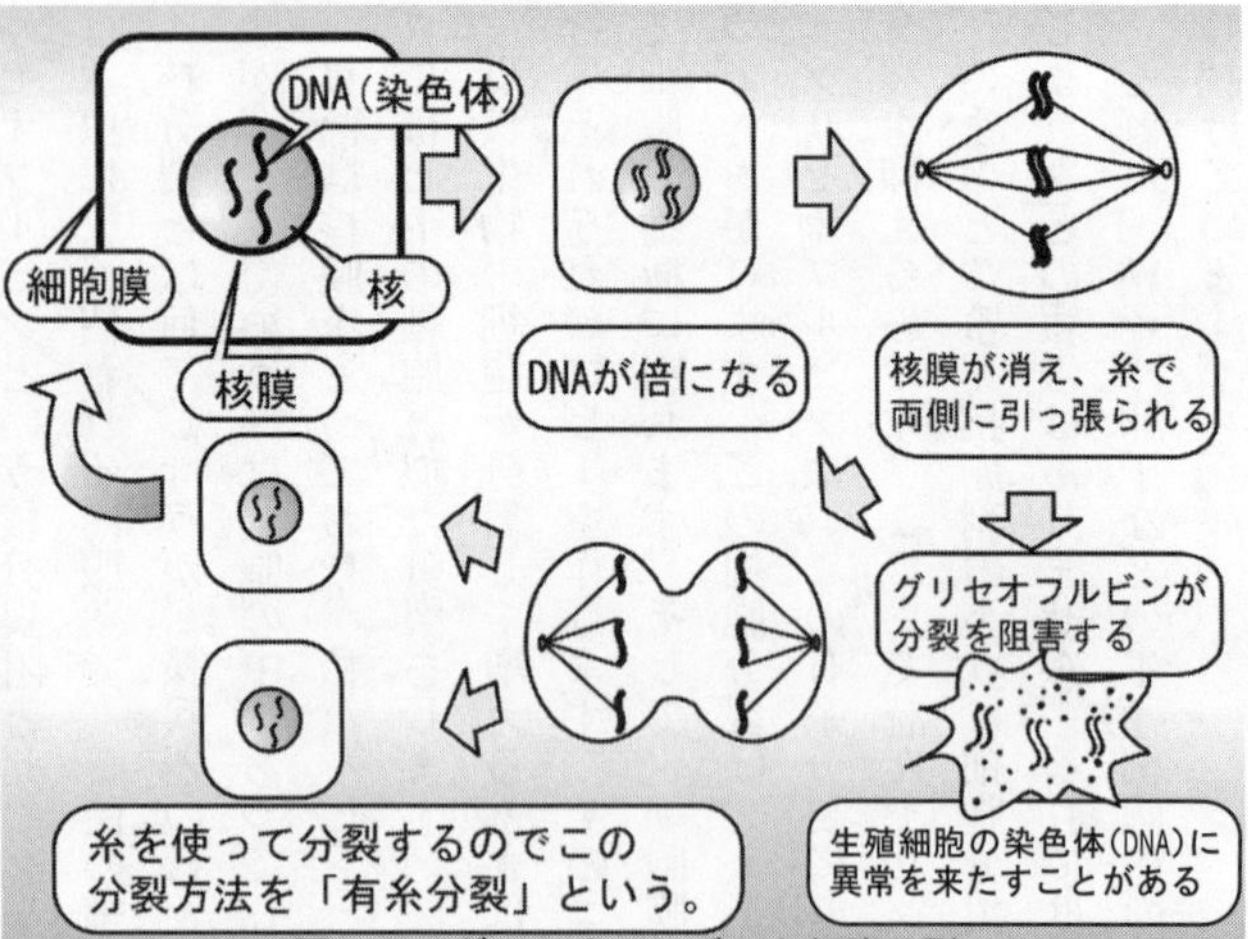
DNA（染色体）
細胞膜
核
核膜
DNAが倍になる
核膜が消え、糸で
両側に引っ張られる
グリセオフルビンが
分裂を阻害する
生殖細胞の染色体（DNA）に
異常を来たすことがある
糸を使って分裂するのでこの
分裂方法を「有糸分裂」という。

図１１　グリセオフルビンと細胞分裂

生殖細胞は、もともとあった細胞がＤＮＡのコピーの後で有糸分裂します（これでＤＮＡは本来の数に戻ります）。次に、コピー作業なしでさらに分裂します。これで、結果的に生殖細胞はもとのＤＮＡの半分になります。これを減数分裂といいます。

生殖細胞は、分裂を繰り返して生まれる細胞なのです。そして、授精によって、父親から半分、母親から半分もらってもとの数のＤＮＡになるわけです。

このように分裂を繰り返す生殖細胞に対する細胞分裂阻害薬のグリセオフルビンの影響が指摘されているわけです。核分裂阻害薬の影響下で行なわれる核分裂においては、異常が起こる可能性があるといわれています。

そして、生殖細胞の分裂がうまくいかなか

った生殖細胞のために、流産や奇形を起こす可能性が指摘されているのです。なお、お腹の赤ちゃんは盛んに細胞分裂を繰り返して大きくなっていきますが、お腹の赤ちゃんへの影響はまだはっきりしていません。

しかし、グリセオフルビンの内服中の妊娠は控えるほうが安全です。

さらにやっかいなことに、グリセオフルビンは長期間体内に蓄積する性質があるので、男性は半年、女性は一カ月、子どもを作るのを控えたほうがよいとされています。服用を中止したから安全というわけではないのです。

最近では、Nさんのように若い女性の水虫が増えているので、グリセオフルビンを処方されている女性も多いと思います。ぜひ、自分の水虫の薬がどのグループに属するものなのかを確認し、赤ちゃんに影響がないか、主治医と相談してみてください。

まとめ

1　水虫内服薬（抗真菌薬）の一種の**グリセオフルビン**は、分裂細胞である**生殖細胞**に影響し、赤ちゃんに奇形を起こす可能性のあることが指摘されている。

2　グリセオフルビンは体内に**長期間蓄積**する性質があるので、服用を止めてからも、**男性は半年、女性は一カ月**、子どもを作るのを控える必要がある。

Column 13　知っていると役立つ知識

●チタン製のピルケースを求めて

ピルケースは、錠剤を入れて常に持ち歩く小さなケースです。たとえば狭心症の人はニトロ製剤を入れておきます。

ピルケースには、円筒型、たる型、コンパクト型、三角形、貝の形など、いろいろな形や大きさのものがあります。素材も、ステンレス製、ガラス製、陶器製といろいろです。高級なところでは、シルバーや18Kのものまであります。

素材は、薬をむきだしで入れても反応しないものを選びましょう。私は片頭痛もちなので、常に片頭痛の薬を持ち歩いています。奮発してスターリングシルバー製のものを使っていましたが、金属がわずかに溶け、薬が変色してしまいました。スターリングシルバーは、銀とニッケルの合金です。このニッケルと薬剤が反応したのではないかと思っています。そこで、どんな物質とも反応しにくいチタニウム（チタン）のものはないかと探し求めました。

しかし、チタンはとても硬くて高価な金属で、穴開けや溶接もままなりません。しかも、ピルケースを作るには、削り出し、くり抜き、細かいパーツの溶接などの作業が必要です。

おそらくチタン製のピルケースを作るのは無理だろうと思い、諦めかけていました。ところが偶然に、日本チタン学会の重鎮でチタン溶接の大家である上瀧氏と知り合うことができ、刃物で有名な新潟の燕三条にある（株）ホリエという会社を紹介していただきました。オートバイのチタン製発色テールエンドを製作する唯一の会社です。

親分肌の社長さんに無理やりお願いして、ついに純チタン製のピルケースを手にすることができました。素晴らしい感動でした。キーホルダーにぶら下げて手荒に扱っていますが傷もつきにくく、薬も変化しません。

28 心臓の薬で吐き気がする

【病名】心臓疾患
【副作用の症状】吐き気、頭痛、めまい、視覚異常、興奮状態、房室ブロック
【薬剤名】ジギタリス製剤

【再現ドラマ】

ある日、八〇歳台の女性のJさんが転院して来ました。軽い右麻痺《まひ》が出たので私たちの病院へリハビリテーション目的で転院して来たのです。

心房細動という不整脈をもっているために、心臓から血の塊《かたまり》（血栓《けっせん》）が飛んで脳梗塞を起こしたのでした。

転院して来てからのJさんは、前の病院と同じ内服薬を飲んで元気にしており、リハビリにも積極的に取り組んでいました。

ところがある日の朝、朝ごはんの後で嘔吐《おうと》してしまいました。めまいもすると言うので、主治医は脳梗塞の再発を心配してMRIを撮影しました。しかし、新しい病巣はあ

りませんでした。夕方には少し改善してきたので、様子を見ることにしました。

ところが翌朝は起床時から気分が悪く、何度も嘔吐してしまいました。お腹の具合が悪いのかもしれないので、内視鏡で調べることになりました。

Jさんは、繰り返す嘔吐でぐったりしています。主治医は採血を行ない、看護師さんに内服薬の再確認をお願いしました。内服薬は以前の病院と変わっておらず、間違っていません。

娘さんに、心当たりはないか訊いてみると、「こちらの病院に来てから水を飲むのを嫌がるようになったかもしれません。トイレに行くたびに看護師さんを呼ぶのがためらわれて、遠慮していたのかも……」とのことでした。

一般的な血液検査のデータに異常はありませんでした。主治医は循環器の薬の濃度を測ってみることにしました。すると、前の病院のときよりも高くなっていました。

「これかもしれないな」と思った主治医は、別の循環器の薬に変更することにし、点滴をして様子を見ることにしました。

すると、翌日の夕方からはすっかり吐き気もおさまり、またリハビリを続けることができるようになりました。

主治医はJさんに言いました。「遠慮しなくていいから、水分を取りたいときには充

分に取るようにしてくださいね。リハビリで運動すると水分がより必要になりますから」

Jさんは夕ごはんを食べながらうなずいていました。

民間薬から生まれた心臓の薬「ジギタリス」

これは、ジギタリスという心臓の薬の副作用で起きた吐き気です。ジギタリスは、ゴマノハグサ科のジギタリス属の多年草で、釣り鐘《かね》型の薄ピンクから紫色の花をつける Digitaris purpurea の薬効から発見された薬です。日本名は、キツネノテブクロ（狐《きつね》の手袋）です。

重症の心不全の患者さんが、茎や葉を煎《せん》じた物を飲むと改善するという民間療法から、その成分が分離されたものです。有効成分は、葉や茎に多く含まれます。ジギタリス草から抽出される成分のうち、ジギトキシンという成分が有効成分です。

ジギトキシンはひじょうに大きな分子で、ジギタリス配糖体と呼ばれる一連のグループをなしています。これらは製剤化され、ジギタリス製剤と呼ばれています。

ジギタリス製剤は、心臓の筋肉（心筋）に働きかけ、結果的に心筋の収縮力を高めます。これによって心臓の能力が回復し、心不全が良くなるのです。

実は民間療法の頃から、ジギタリス草の煎じ薬はひじょうに苦味が強く、激しい嘔吐を伴うことがあることが知られていました。また、草から抽出したものなので、適宜量を調節して用いていました。

ところが、錠剤に製剤化されて薬効が安定するようになり、ともすると嘔吐については忘れられがちになりました。特にお年寄りでは、Jさんのように思いもよらないことで血液中の濃度が上がることがあります。さらに、その上昇がわずかであっても、副作用が強く出ることがあります。

ジギタリス製剤の安全域は狭く、数十年前からの熱心な研究によって治療域が決められています。ですから、必要に応じて採血し、血液中の濃度を確かめる必要があります。

ジギタリス製剤の吐き気は、中枢の刺激作用だろうと考えられています。私たちの脳には、嘔吐中枢と呼ばれる部分があります。抗癌剤で吐き気が起こるのも、この嘔吐中枢が刺激されるからだと考えられています。

ジギタリス製剤は、最初は吐き気や嘔吐をもたらしますが、さらに血液中の濃度が高くなると、頭痛、めまい、視覚異常、興奮状態などが見られます。これらもジギタリス製剤による中枢神経への刺激作用と考えられています。

Jさんは、心房細動という不整脈から脳梗塞を起こしてしまいました。心臓には、左右にそれぞれ上の部屋（心房）と下の部屋（心室）があるので、合計四つの部屋があります。心房細動は、そのうちの心房が無秩序に収縮する不整脈の仲間です。心臓は、心房が収縮してから心室が収縮する仕組みになっていますから、心房の収縮リズムが速くなると、心室の収縮リズムも必要以上に速くなってしまうことがあります。

ジギタリス製剤は、そのような発作を抑えることもできます。逆に言うと、薬の量が多くなると心房の情報が心室に伝わらなくなってしまうのです。心房から心室に情報が伝わらなくなるので、これを房室ブロックといい、私たち医師も恐れる副作用のひとつです。

まとめ

1 **ジギタリス製剤**は、民間薬から開発された心臓の薬で、心筋の収縮力を高める働きがある。

2 ジギタリス製剤の血液中の濃度が上昇すると、**吐き気**や**嘔吐**があり、さらに濃度が上がると、**頭痛**、**めまい**、**視覚障害**、**興奮状態**などを来たすことがある。

3 したがって、ジギタリス製剤の服用者は、必要に応じて採血し、**血液中の濃度**を確かめる必要がある。

4 副作用の吐き気や嘔吐は、ジギタリス製剤が**嘔吐中枢**を刺激するからだと考えられている。

Column 14　知っていると役立つ知識

●お薦めのオールチタン製ピルケース

やっと手にすることのできたオールチタン製のピルケースが下の写真です。チタンは薬と反応しにくく、肌のアレルギーも起こしにくいので、ピルケースとしてはたいへんよいチョイスだと思います。

Dr.Leporis
TITANIUM 100

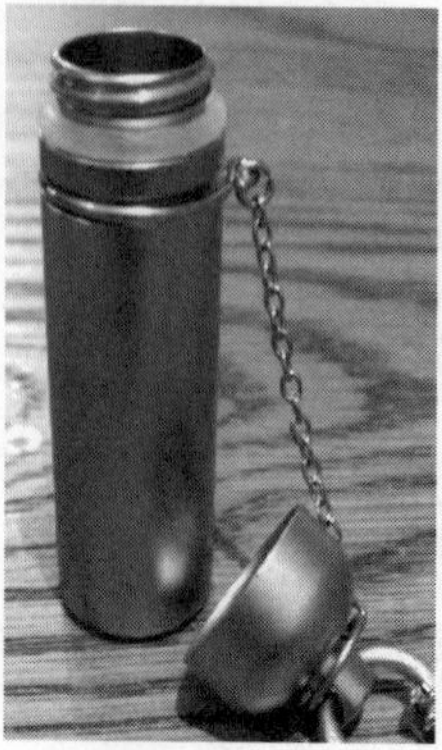

手作りのために量産はできませんが、受注生産していただけることになりました。現在はドクターレポリス社が扱っています。同社のホームページにアクセスしてみてください。(http://www.leporis.com) 同社の連絡先は下記の通りです。

〒150-8944　東京都渋谷区2-15-1　SP514

なお、この純チタン製のピルケースは、ドクターレポリス社のウサギのマーク（上の図）で確認することができます。

ピルケースは、使ってみるとたいへん便利なものです。テレビ関係の仕事をしている人が、「本番前に飲む抗不安薬を入れたいと」と言うので、試作品をお渡ししたことがありますが、こういう使い方もあるのかと思ったものです。

29 バイアグラで血圧が急降下する

【病名】勃起不全
【副作用の症状】血圧の急降下
【薬剤名】シルデナフィル

【再現ドラマ】

最近、Iさんは ED（勃起不全）と診断され、近所の先生からシルデナフィル（バイアグラ）の青い錠剤をもらっていました。Iさんは、この薬ができてずいぶん助かったと思っていました。

しかし、ある日、シルデナフィルを飲むと、周りが青味がかって見えることがあることに気づきました。照明のせいかもしれないと考え、部屋の灯りをつけたり消したりしていると、奥さんが「どうしたの？」と訊いてきました。Iさんが症状を説明すると、「老眼じゃないの？」と笑われてしまいました。

Iさんは、「照明のせいじゃないとすると、シルデナフィルの錠剤の青い色のせいかな？」と思い、次にシルデナフィルをもらうときに先生に症状を話しました。「シルデナフィルを飲むと周りが青っぽく見えるんですよ。錠剤の色が眼に行っちゃったんですかねぇ？」

ニトロ製剤の使用者がバイアグラを服用すると危険

シルデナフィルは勃起不全（ＥＤ　Erective Dysfunction）に用いる薬剤です。勃起不全は、セックス時に充分な勃起が得られないか、充分に勃起を維持できないために、セックスを充分に行なえない状態をいいます。勃起は複雑な機構のもとに成り立っているため、男性は容易に勃起不全に陥ります。

きちんと勃起するためには、いくつかの基礎的な条件が必要です。男性ホルモンなどの環境が整っていることに加え、神経や血管がきちんとしていて、精神的に安定していることなどです。

そのような環境が整っている状態で脳が刺激を受けると、陰茎に行く神経や血管に脳から指令が出ます。神経の末端からの指令で血管内では一酸化窒素（ＮＯ）が大量に放出され、その刺激によって血管内のサイクリックＧＭＰという物質が増え、血管の拡張が起きます。

次に、拡張した血管から陰茎海綿体に血液が流入し、陰茎は増大します。陰茎海綿体の増大で外側の硬い膜（白膜）に静脈や動脈からの血液の逃げ道が押し付けられ、血液の流出が止まって陰茎に血液が溜まります。このメカニズムによって陰茎の硬度が増すのです。

そのため、糖尿病、高血圧症、高脂血症などがあって陰茎に充分な血液が流れ込みにくい場合や神経の調節がうまくいかない場合、あるいは前立腺の手術や脊髄の損傷で神経が傷ついた場合に、勃起不全が起きます。

第3項の「高血圧・不整脈の薬でインポテンスになる」（28ページ）でも触れましたが、薬剤によって勃起不全が起こることもあります。また、脳が最初の指令を出すところなので、勃起不全は精神的なことが原因で起こることもあります。

バイアグラとニトロ製剤の働きで血管が急激に拡張する

実はバイアグラは、もともと高血圧の薬として開発された薬なのです。ところが、臨床治験中に勃起を起こしてしまう「副作用」が見つかったのです。試験終了後も、残った薬を返却しようとしない人が多いのでよく調べてみると、このような作用のあることが分かったのです。このように、「副作用」が「作用」になった他の薬剤の例を巻末で紹介しています。

つまり、バイアグラは偶然の産物として開発された薬なのです。創薬の過程では、このような偶然が働くこともあるのです。面白いですね。

バイアグラの働きは、陰茎に選択的に多く存在していてサイクリックGMPという物質を分解するホスホジエステラーゼ タイプ5（PDE－5）という物質を阻害することです。

先ほど、一酸化窒素の刺激によって陰茎の血管にサイクリックGMPが増加するために血管が拡張することを説明しました。バイアグラは、このサイクリックGMPがなかなか分解されないようにするので、血管の拡張を促し、血液の陰茎への流入を促進するのです。

狭心症などでニトロ製剤を使用している人がバイアグラを飲んで亡くなった、という報告が相次ぎました。それはなぜでしょう。

狭心症の薬剤として使用される硝酸剤《しょうさんざい》は、血液中の一酸化窒素を多くする薬剤です。爆薬で有名なニトログリセリンの製造工場で働いている人に、休みの日に限ってよく胸痛を起こす例がありました。工場で仕事をしているときには、狭心症が改善するのです。このことから、ニトログリセリンに狭心症発作を和らげる作用があることが知られるようになりました。現在では、ニトログリセリンに含まれる一酸化窒素がサイクリックGMPを増やして血管の拡張を促すことが分かっています。

このように、ニトロ製剤を内服したり皮膚に貼ったりしている人の血液には、一酸化窒素がたくさん流れています。一酸化窒素の刺激を受けると、心臓の冠動脈だけでなく、全身の血管にサイクリックGMPが増えた状態となります。狭心症の薬で頭痛がしたり血圧が下がったりするのは、頭へ行く血管や全身に行く血管が拡張することによります。

このような状態でバイアグラを飲むとどうなるでしょう？

そうです。バイアグラによって、もともとたくさんあったサイクリックGMPが壊されなくなり、全身の血管で急増します。すると全身の血管が急激な拡張を来たし、血圧が急降下してしまうのです。

第1項の「カルシウムチャンネル拮抗薬で『うつ』になる」（13ページ）で、血管内の容積が血圧の大切な因子であることを話しました。カルシウムチャンネル拮抗薬などの高血圧の薬は、血管を拡張させて血圧を下げていましたね。

体内に一酸化窒素がたくさんある状態で（サイクリックGMPを増やしておいて）バイアグラを内服する（サイクリックGMPが減らないようにする）と、全身の血管が急激に拡張して血管の容積が急に増加し、血圧が命を脅かすほど低下してしまうのです。

バイアグラを使ってはいけない人

それゆえ、バイアグラを使ってはいけない人（使用禁忌《きんき》といいます）として、「硝酸薬（ニトロ）投与中、心血管系障害を有する性行為不適当患者、重度の肝障害、低血圧（血圧九〇／五〇以下）、高血圧（血圧一七〇／一〇〇以上）、六カ月以内の脳梗塞・脳出血・心筋梗塞歴、網膜色素変性症」となっています。

この禁忌項目を見ると、血圧や血管に関するものがほとんどなのに（理由はもうわかりましたよね）、最後に網膜色素変性症と記されています。これが、Iさんの症状を説明するカギとなるところです。

網膜は、眼の奥にある瞳《ひとみ》から入ってきた像を映す薄い透明な膜です。なぜ、網膜にダメージをもつ人はバイアグラを内服しないほうがよいのでしょうか？

それは、バイアグラが網膜の視細胞に悪影響を及ぼすからなのです。網膜上には視細胞という細胞が整然と並んでいます。この視細胞が機能低下して色素が変成していく病気が、網膜色素変性症です。視細胞が減少していくので暗いところが見えにくくなり、夜盲症《やもうしょう》という症状を来たしたりします。

視神経が眼に入ってきた光を受け取ると、神経細胞の中で光エネルギーによる化学変化が起きて電気信号を発信します。この電気信号が脳に伝わり、私たちは眼で物を見ることができるのです。

視神経には、ホスホジエステラーゼ　タイプ6があることが知られており、ホスホジエステラーゼ　タイプ5の阻害薬であるバイアグラは、弱いながらも視細胞のホスホジエステラーゼ　タイプ6を阻害してしまいます。そのため、視細胞がダメージを受けるのです。

バイアグラで視神経がダメージを受けると、健康な人でも眼がかすんできたり、見えるものが青色がかったり、まぶしく感じたりする症状が出ることがあります。Iさんの場合は、網膜のホスホジエステラーゼ　タイプ6がシルデナフィルによって一過性に阻害され、物が青味がかって見えたのです。

健康な人の場合、このような症状は一過性に終わることが知られていますが、視神経にダメージをもつ人の場合はさらに視神経を傷めてしまうことがあるし、進行性の疾患の場合はその進行を早める可能性があるために、使用禁忌となっているのです。

ですから、網膜色素変性症だけでなく、糖尿病性網膜症などの網膜疾患の人も避けるほうがいいと言う医師もいます。

また、まだ長期的なデータがないので、「眼の症状が出やすい人はできるだけバイアグラを使う量や頻度を下げたほうがよい」という慎重な医師もいます。

このように、シルデナフィルはペニスにだけ効く薬ではなく、全身に働きかける薬なのです。阻害するホスホジエステラーゼのタイプの選択性により、ほかの臓器に比較してよりペニスの血管に選択性が高いということなのです。

この種の薬は、迷信を生みやすい薬です。ある抗真菌薬が女性の強壮剤として販売されたこともありました。セックスはパートナーとの大切なコミュニケーションのひとつです。シルデナフィルの効果発現のメカニズムと全身への作用をよく理解して使用すれば、よりよい生活を楽しめるようになることでしょう。

まとめ

1 **勃起不全（ED）**に用いられる**シルデナフィル（バイアグラ）**は、血圧の薬の副作用として偶然発見された。

2 神経の末端から**一酸化窒素（NO）**が放出されて血液中の**サイクリックGMP**が増え、血管が拡張する。拡張した血管から陰茎海綿体に血液が流入して勃起する。

3 シルデナフィルは、陰茎に多く存在してサイクリックGMPを分解する**ホスホジエステラーゼ　タイプ5（PDE－5）**を選択的に阻害する。

4 狭心症などの薬である**ニトロ製剤**の一酸化窒素によって血液中のサイクリックGMPが増えている状態でシルデナフィルを飲むと、全身の血管が急激に拡張し、血圧が急降下するので危険である。

5 シルデナフィルの使用禁忌として、硝酸薬（ニトロ製剤）のほか、**心血管系障害を有する性行為不適当患者、重度の肝障害、低血圧、高血圧、六カ月以内の脳梗塞・脳出血・心筋梗塞歴、**そして**網膜色素変性症**が挙げられている。

30 プラスの副作用・その1　高血圧の薬が誤嚥性肺炎を予防する

【病名】高血圧
【副作用の症状】咳発作
【薬剤名】ACE阻害薬の塩酸イミダプリル

【再現ドラマ】

Mさんは長年の高血圧のために多発脳梗塞となり、歩きずらさやしゃべりにくさを患ってきました。ある日、高熱が出たために、奥さんに付き添われてかかりつけの病院に入院しました。

主治医は言いました。「Mさんの高熱は肺炎によるものです。レントゲン写真を見てください。右の下のほうが白っぽくなっているでしょう。これは誤嚥性肺炎《ごえんせいはいえん》といって、食べ物や唾液《だえき》が肺に入ってしまうと起こる肺炎なのです。多発脳梗塞で充分に飲み込めないために肺炎を起こしてしまったのでしょう」

奥さんは、「そうですか。でも、脳梗塞は治らないんでしょう？　もう何も食べられないのですか?」と、不安そうに訊ねました。

「今は肺炎の治療に専念しますが、それが良くなったら少しずつ食べられるようにしていきましょう」

奥さんは、治療に期待して経過を見守ることにしました。

ある日、奥さんは主治医に呼び止められました。「Mさんの血圧の薬を変えてみましたよ。誤嚥も減ったようなので、食事もとれていますよ」

奥さんは、血圧の薬によって食べられるようになることがあるのかと、不思議に思いました。

血圧降下剤のACE阻害薬で咳が出る

これまで、いろいろな薬の予想もできない意外な副作用を見てきました。しかし、薬によっては、その意外な一面が逆に長所となることもあるのです。この再現ドラマもその一例です。

血圧は、心臓の力、血液量、血管の内容積(収縮の度合い)などで調節されていると話しました。末梢血管が収縮すると、血管内容積が小さくなって血圧が上昇します。

この血管収縮を強力に起こすアンジオテンシンⅡというホルモンがあります。アンジオテンシンⅡは、アンジオテンシン転換酵素（ACE　Angiotensin Converting Enzyme）という酵素によって作られます。そして、アンジオテンシンⅡの作用を弱めるには、アンジオテンシンⅡが作られないようにする戦略と、アンジオテンシンⅡの受け皿（レセプター）を阻害（ブロック）する戦略の二つがあります。

ACE阻害薬は、アンジオテンシン転換酵素を阻害することによってアンジオテンシンⅡが作られにくくすることを目的とした薬剤です。一方のレセプターを阻害する薬剤は、アンジオテンシンⅡレセプターブロッカー（ARB　Angiotensin Ⅱ Receptor Blocker）といわれ、さまざまな臓器保護作用が明らかになってきている薬剤です。

過剰なアンジオテンシンⅡによる血管の収縮を抑えて血管を拡張させる戦略は、ヒトの生理にかなったものです。実際にACE阻害薬は、心臓や腎臓の障害を抑える臓器保護作用をもっていることが知られています。

ところが、やっかいなことに、ACE阻害薬は咳発作の副作用が四〇%近くの人に認められます。「咳が出て困った。よく調べたら血圧の薬のせいだった」という話を耳にされたこともあるでしょう。これは、ACE阻害薬が、咳を誘発するブラジキニンという物質の分解も抑制してしまうことに原因があります。

副作用を逆手にとった巧妙な治療法

第13項の「咳止め薬で便秘になる」(119ページ)でも話しましたが、気管に異物が入ったときに咳をしてそれを追い出す「咳反射」という作用があります。ところが、高齢者や脳梗塞などのさまざまな疾患のある人は、この咳反射が衰えています。

すると、間違って気管に入った食べ物などの異物を追い出しにくくなります。異物が気管から気管支まで入り込んでしまうことを「誤嚥」といい、肺炎を併発することがあります。

高齢化社会を迎え、この合併症に悩む患者さんが激増しています。

そんななか、ACE阻害薬によるブラジキニンなどの咳誘発物質の増加が、誤嚥性肺炎の予防に有効ではないかという報告がなされ、たいへん注目を集めました。

厄介《やっかい》者扱いされていた人が役に立ち始めて急に注目された感じです。特に、日本で開発された塩酸イミダプリル(タナトリル)は、通常の人に関しては咳発作がひじょうに少ないにもかかわらず、誤嚥性肺炎の予防効果があるという報告があって、いま最もホットな薬剤のひとつになっています。

タナトリルは、通常では咳を誘発しない程度にブラジキニンの濃度が潜在的に上昇していて、必要なときに咳反射が起こるのを助けて誤嚥性肺炎が減るのだろう、と考えられています。タナトリルの咳発作の副作用頻度は、咳が少ないことでベストセラーのエナラプリルのさらに五分の一程度といわれています。

一方、ここ数年、アンジオテンシンⅡレセプターをブロックする戦略の薬剤であるＡＲＢ薬が華々しく登場してきました。そのため、「ＡＣＥ阻害薬は時代遅れの薬剤」と言ってはばからない医師も現われるようになってきました。

ところがＡＲＢ薬の内服は、生体内の影響についてはいまだ不明なものの、数倍にも及ぶ反応性のアンジオテンシンⅡの増加をもたらします。これに対してＡＣＥ阻害薬は、アンジオテンシンⅡの量そのものを減少させます。

少し専門的な話ですが、ＡＣＥ阻害薬とＡＲＢ薬は、同じくアンジオテンシンⅡをターゲットにしていますが、その働きは同値ではないのです。

また、先ほどのタナトリルは、糖尿病性腎症の保険適応があり、臓器保護作用も確実です。高齢化社会に向かうなか、誤嚥性肺炎の予防効果もあるＡＣＥ阻害薬は、忘れ去られる薬剤ではないと思います。

人間は新しいもの、流行のものに注目しやすい傾向がありますが、世の中にはこのように「いぶし銀」的な輝きを放ち続けるものもあるのです。

薬の本来の作用と異なる別な作用が、良い効果をもつことがある好例でしょう。私は、新しい薬剤が切り拓いていく地平を見つつ、タナトリルのような「いぶし銀的薬剤」も評価すべきだと考えています。誤嚥性肺炎を起こす可能性のある高血圧の人には、良い選択肢でしょう。

まとめ

1 血管収縮を強力に起こす**アンジオテンシンⅡ**というホルモンがあり、これは**アンジオテンシン転換酵素（ＡＣＥ）**で作られる。

2 **ＡＣＥ阻害薬**は、アンジオテンシン転換酵素の働きを阻害してアンジオテンシンⅡの産生を抑えることによって血圧の上昇を抑えている。

3 ＡＣＥ阻害薬は**咳発作の副作用**がある。これは、ＡＣＥ阻害薬が咳を誘発する**ブラジキニン**という物質の分解も抑制することが原因である。

4 ＡＣＥ阻害薬のひとつの**塩酸イミダプリル（タナトリル）**は、通常の人では咳発作がひじょうに少ない反面、**誤嚥性肺炎**に対して予防効果を発揮する。

31 プラスの副作用・その2　高血圧の薬が片頭痛発作を予防する

【病名】片頭痛を有する高血圧
【副作用の症状】片頭痛の予防効果
【薬剤名】カンデサルタン

【再現ドラマ】

公務員のYさんは、若い頃から片頭痛もちでした。頭痛がすると、書類を見るのも上司の話を聞くのもいやになってしまいます。また、頭痛がひどいときには吐いてしまうこともありました。

Yさんは四〇歳を過ぎた頃から高血圧になり、内服薬を飲むようになりました。

ある日、主治医から、「頭痛の予防効果がある血圧の薬があるけど、替えてみます？」と言われました。

Yさんは、どうせ血圧の薬は飲まなくてはならないし、もし頭痛が起きないのなら、それに越したことはないと思い、試してみることにしました。

するとどうでしょう。嘔吐するような頭痛発作は明らかに減ったのです。

「先生、片頭痛の薬を飲む回数が減りました。ありがとうございます」と言いながら、Yさんは空白の多くなった頭痛日誌を主治医に渡しました。

頭痛には「緊張性頭痛」と「片頭痛」がある

「あいたた……」と、片側のこめかみのあたりを指で押さえる頭痛薬のCMをご覧になられた人も多いと思います。

頭痛は、脳腫瘍、くも膜下出血、脳内出血など、なんらかの病変を原因とする頭痛と、はっきりした異常が見つからない頭痛に分けられます。

頭部のMRIでも異常が見つからないのに、ときどきひどい頭痛に悩まされる場合には、二つの原因が考えられます。それは、緊張性頭痛（昔は「筋緊張性頭痛」とも呼ばれていました）と、片頭痛（かつては「古典型頭痛」や「血管拡張型頭痛」といわれていました）です。二種類の頭痛が混在していることもあります。

緊張性頭痛は、頭を支える肩や頸《くび》、頭の周りの筋肉に痛み物質が蓄積されることで起こるものです。これは、同じ姿勢で仕事をしたり、物を見続けたりしたときに起こりやすく、頭が締め付けられるような痛みが特徴です。そのため、孫悟空《そんごくう》が悪さをしたときに締め付けられる頭の金輪（緊箍《きんこ》あるいは金剛輪《こんごうりん》というそうです）にたとえられます。

治療としては、通常の痛み止めと筋肉の緊張をとる薬などが用いられます。私は、痛み止めの含まれている外用薬を首筋に塗ったり、こめかみに塗ったりして様子を見てもらうことがあります。

片頭痛は片側にあらず

片頭痛は第16項（139ページ）でも取り上げたので、ここでは別の話をしましょう。

「へんずつう」という発音から受ける印象で、頭の片側に痛みを感じる頭痛のように思いがちです。しかし医学用語の片頭痛は、突然、脳の血管が過拡張することで生じる頭痛を指し、必ずしも片側だけとは限りません。

片頭痛か緊張性頭痛かは、片側かどうかはあまり関係ありません。先ほど、緊張性頭痛について少し話しましたが、典型的な片頭痛には特徴があります。

目がチラチラしたり、物が見えずらくなったり、ギザギザしたものが見えたり、顔が腫れぼったく感じたりした後、ズキンズキンする激しい拍動性の頭痛が襲ってきます。ひどいときには、嘔吐して寝込んでしまう人もたくさんいます。しかし数時間すると、頭痛は自然におさまってきます。

片頭痛は、睡眠不足のほか、チーズや赤ワインなどの食物で誘発されることもあります。

前に話しましたが、現在では、セロトニン仮説が有望視されています。最初、なんらかの刺激でセロトニンが放出され、いったん脳の血管が収縮した後、セロトニンが消費されてしまい、今度は過拡張するために頭痛が起こる、という説です。

最初に「眼がチラチラする」「ギザギザしたものが見える」のは、脳血管が収縮したときの症状で、これに続くひどい頭痛は、脳血管の拡張によるもだと説明されています。

片頭痛には、イミグランなどのトリプタンが特効薬です。有効性が七〇%以上あり、この薬剤の登場で片頭痛の治療は一変しました。トリプタンはセロトニンのレセプターに結合して刺激することで脳血管を過収縮させ、セロトニンの枯渇を防ぎ、頭痛の進展を抑える、と考えられています。

トリプタンの有効性が高くて緊張性頭痛には効かないために、トリプタンが効くかどうかで片頭痛かどうかを判断することもあるほど効果のある薬です。

片頭痛は字のように片側だけでなく、両側が痛むこともよくあります。また、肩こりや後頭部の重さ、眼の奥の重さといった症状を示すこともあり、以前考えられていたよりもずっと多くの人が片頭痛ではないかと考えられています。

緊張性頭痛が頭の片側のこともあるし、片頭痛が両側のこともあるのです。つまり、頭痛が起こるのが片側か両側かではなく、その頭痛の臨床症状と痛みが生じるメカニズムによって、緊張性頭痛か片頭痛かを診断するのです。

片頭痛の特効薬トリプタンと高血圧薬カンデサルタンの片頭痛予防効果

第16項の「頭痛の薬で胸部不快症状を来たす」（139ページ）でも触れましたが、トリプタンはたいへん有効性の高い薬剤なのですが、脳血管や心臓の血管にトラブルのある人には使えないことがあります。また、トリプタンの特徴として胸部苦悶感があり、このためにどうしても内服できない人もいます。

これらの人びとが使える片頭痛の治療薬はないのでしょうか？

二〇〇三年、日本では高血圧治療薬として用いられているカンデサルタン（ブロプレス）の片頭痛予防効果が国際誌に発表されました（Tronvik E, et al. The Journal of the American Medical Association (JAMA), 2003 1;289(1):65-9.）。私も自分の外来での経験例を二〇〇四年に論文発表しました（Owada K, Hypertens Res. 2004 27(6):441-6.）。そして最近、カンデサルタンの血管安定化作用についての報告を聞きました（Ando H, et al. Ann N Y Acad Sci. 2004;1018:345-50.）。

私がこの効果を最初に確認したのは、若い頃から片頭痛をもっている高血圧の患者さんでした。高血圧の薬をブロプレスに変えたところ、頭痛の頻度が激減したのです。これが、外国の薬効の論文を読み直すきっかけとなりました。

ブロプレスになぜ片頭痛の予防効果があるのかは、まだ解明されていませんが、事実として次第に知られるようになってきました。現在の日本では、ブロプレスは高血圧にのみ保険診療として処方できる薬なので、高血圧をもつ片頭痛の患者さんに処方することになります。

高血圧症の患者さんは、心臓や脳の血管のトラブルをもっている人も多く、その点からイミグランを使えないケースもあります。このような場合には、高血圧と片頭痛の治療が一度ですみ、一石二鳥の優れた治療法ではないかと思っています。

トリプタンは、片頭痛に対しては有効性の高い薬剤ですが、頭痛の予防効果がないことはよく知られています。そのため、いつもトリプタンを携帯し、突然頭痛がやってきたらすぐに内服する必要があります。

その点、ブロプレスには頭痛の予防効果もあるので、人によっては頭痛薬を持ち歩かなくてもよくなります。ブロプレスは、トリプタンを使いずらい片頭痛の解決策のひとつです。これも、薬の副次的作用が良い作用をもつことのある一例です。

このように、一言で頭痛といっても、診断や合併症によって治療薬は異なるのです。それゆえ、頭痛は神経内科医や脳外科医のような専門医に診てもらうのが治療の近道です。

ところで、緊張性頭痛を英語では、tension headache といい、片頭痛を migraine といいます。片頭痛の最初の治療薬のトリプタンは、否定の意味の「I」を頭につけて、i-migraine、Imigran（イミグラン）と名づけられたのです。このように、薬の名前には、病気の名前が隠れていることがよくあるものです。

血管拡張によって起こる片側とは限らない頭痛を、日本語で「片頭痛」と名づけてしまったところにも混乱の原因があります。片頭痛の痛みは片側とは限りません。

頭痛には多くの人が悩まされています。重篤な病気が隠れていることもあるので、なにはともあれ専門医に診てもらいましょう。

まとめ

1　頭痛には、なんらかの病変を原因とする頭痛と、脳にはっきりした異常が見つからない慢性で習慣性の頭痛がある。後者には、**緊張性頭痛**と**片頭痛**がある。

2　**トリプタン**は片頭痛の特効薬であるが、脳血管や心臓の血管にトラブルのある人は使えない。また、トリプタンによって胸部苦悶感が生じる人もいる。

3　高血圧の薬の**カンデサルタン**（**ブロプレス**）には、副次的な良い作用として、**片頭痛の予防効果**がある。

あとがき

いかがでしたでしょうか。「薬」は奥が深いものです。

薬については、いろいろな思い出や印象をおもちのことと思います。私は、「薬」と聞くと決まって思い出すことがあります。それは、薬がとても苦《にが》かったことです。私が子どもの頃の薬といえば、カプセルや錠剤はなく、すべて粉薬でした。ですから、口に水を含み、粉をなるべくのどの奥に落として一気に飲み込まなければなりません。これに失敗すると、むせて粉を撒《ま》き散らしてしまったり、口の中に苦味が残ったりして、とても苦しい思いをしました。そんなときには、「こんなに苦しいのだから病気が悪くなってしまうのではないか」とか、「病気が悪くなってもいいから、もう薬は飲みたくない」と思ったものです。

ウイルス感染症ならば、苦い薬はいりません。もしかしたら、苦労して必要のない薬を飲んでいたのかもしれません。こんなとき、「ウイルスには抗生剤は効《き》かないんだ。学校を休んで寝ていればいいよ」と言ってくれる人がいたら、どんなに気持ちが楽だったでしょう。

現在、私は一般内科医として、また神経内科専門医として、薬を処方する側に身を置いています。毎日毎日、たくさんの患者さんにさまざまな薬を処方させていただいています。そして、最近とみに感じることは、患者さんたちが自分の飲む薬や医療に興味をもつようになっていることです。これはとても良いことだと思っています。

一方、薬の副作用については、過剰な恐怖心だけを与えるような情報もあふれています。自分が服用している薬と新聞や雑誌の切り抜きを持って来院する患者さんの気持ちには、察して余りあるものがあります。しかしその一方で、患者さんを安心させるための、体の仕組みや副作用のメカニズム、代替の治療方法などについて追加報道されることはほとんどありません。このような体や病気の基礎的な知識はニュースにならないからです。代わりのものを示さずに、「それは危険です。でも治療は必要です」と言われても困ってしまいます。

私は、これらの不安を解消するには、人間の体の仕組みをある程度理解したうえで、薬剤の基本的な知識と対応方法などの基本的な知識が必要だと痛感していました。この本を読まれた方は「なぜ胃が自分を溶かさないのか」とか「血液はどうやって固まるのか」といったことなどを理解されたことと思います。また、副作用のメカニズムには共通のものが多いものなのです。

このような報道は、ともすると、「病院で処方される（製薬会社の作る）いわゆる西洋薬はすべて悪く、漢方薬や薬草ならよい」という考えを導いてしまうこともあります。本書でも触れましたが、漢方薬による肺障害や薬草による内臓障害によって命を落とすこともありますし、いわゆる「健康食品」で不健康になることもあります。つまり、なんらかの薬効をもつもの、言い換えれば体に影響を与えるものは、すべて「目的の作用」以外の「別の作用も有する」と考えるべきなのです。代替医療品も程度が異なるだけで、同じことです。最近では、脳梗塞や心筋梗塞の予防としてビタミンEサプリメントを摂取している人について調査した結果、それが心不全のリスクを高めているという報告がありました。「ビタミン剤もまたしかり」なのです。

本書では、すべての薬剤で起こりうる副作用と、医者仲間では有名でも一般にはあまり知られていない「予想が難しい薬の別な作用」を中心に取り上げました。患者さんが申し出てくだされば、医師側も気づくことが多いので、ぜひ医師に話していただきたいと思ったからです。

薬の副作用を減らすのに最も重要なことは、不要な処方を減らすことです。薬を飲まなければ副作用も起きません。薬剤は、「人間が自然に治る力を助けるものであり、体が自らの力で修復していくのが基本である」という原則を忘れてはいけません。

たとえば、風邪を引いて熱が出たときに、「早く治りたいから点滴をしてください」とか、「すぐに効く強力な抗生物質をお願いします」とか、「一時間で熱を下げてください」とおっしゃる患者さんにもよく出会います。気持ちは分かりますが、そんな夢のような薬はないのです。充分に休息をとり、自らの免疫力を信じて待つのが一番の近道なのです。

しかしながら、うつ病における抗うつ薬、心臓病における循環器薬、パーキンソン病におけるパーキンソン病治療薬など、継続的な治療に必須な薬もたくさんあります。そういう場合には、それがどういう病気なのか、その病気の治療のためにどんな薬があって、自分にはどの薬が適しているのかなど、患者さんが知りたいことはたくさんあるはずです。これらのことをていねいに説明してくれる医師は良心的です。また、「薬」という言葉のもつ不思議な安心感も、そういった温かい会話の中から生まれてくるのだと思います。


本書では、特定の薬剤を非難したり、医療機関や製薬会社の非を責めたり、患者さんの不安をあおることは極力避け、原則を述べるように努めました。薬剤と身体の反応は状況によって変わりうるものなので、医師と患者さんの信頼関係に基づいて、それぞれの病状について話し合ってもらいたいからです。体の仕組みを詳しくお話ししたのもそのためです。

加入している保険によって使える薬が制限される国の保険制度とは異なり、日本の保険診療システムでは、保険診療内で安価に、しかも自由に薬剤を選択できるようになっています。ですから、自分の内服する薬剤を主治医と相談し、よりよい薬を処方してもらいましょう。そのために本書が少しでも役に立つことができれば、望外の幸せです。

私の父は、郊外の小さなクリニックで数十年にわたって診療を続けています。現在の私の診療方針は、その父の「患者さんを診るときには、もし自分の家族がそうであったらどうするかを常に考えろ」という言葉の影響が大きいと思います。この場を借りて、私を見守ってくれている父に感謝したいと思います。

最後になりましたが、文章のヒントをくださった多くの患者さんに心より感謝申しあげます。患者さんたちと薬について一緒に考え続けたことが、この本を執筆する原動力となりました。また、執筆を励まし、協力してくださったり、イラストをきれいに仕上げてくださった方々、そして祥伝社のスタッフの方々にも深謝いたします。

病気の索引

薬の索引

★読者のみなさまにお願い

この本をお読みになって、どんな感想をお持ちでしょうか。次ページの「100字書評」(原稿用紙)にご記入のうえ、ページを切りとり、左記編集部までお送りいただけたらありがたく存じます。今後の企画の参考にさせていただきます。また、電子メールでも結構です。

お寄せいただいた「100字書評」は、ご了解のうえ新聞・雑誌などを通じて紹介させていただくこともあります。採用の場合は、特製図書カードを差しあげます。

なお、ご記入のお名前、ご住所、ご連絡先等は、書評紹介の事前了解、謝礼のお届け以外の目的で利用することはありません。また、それらの情報を六カ月を超えて保管することもありません。

〒一〇一―八七〇一　東京都千代田区神田神保町三―六―五　九段尚学ビル
祥伝社　書籍出版部　祥伝社新書編集部
電話〇三(三二六五)二三一〇　E-Mail : shinsho@shodensha.co.jp

★本書の購入動機（新聞名か雑誌名、あるいは○をつけてください）

＿＿＿＿新聞の広告を見て	＿＿＿＿誌の広告を見て	＿＿＿＿新聞の書評を見て	＿＿＿＿誌の書評を見て	書店で見かけて	知人のすすめで

★100字書評……副作用

なまえ

住所

年齢

職業

大和田　潔　おおわだ・きよし

1967年、東京生まれ。福島県立医大を卒業後、都立広尾病院、武蔵野赤十字病院などの救急診察を経て東京医科歯科大学神経内科大学院を出る。神経細胞死や血液脳関門バリアー内皮細胞の研究が専門。東京都共済青山病院に勤務し、高齢者医療、在宅医療、代謝病、リハビリテーション分野における論文を多数執筆。数多くの講演をこなす。アメリカ内科学会専門医でもある。

副作用《ふくさよう》　その薬が危ない

大和田《おおわだ》　潔《きよし》

2005年7月5日　初版第1刷

発行者……………深澤健一
発行所……………祥伝社《しょうでんしゃ》
〒101-8701　東京都千代田区神田神保町3-6-5
電話　03(3265)2081(販売部)
電話　03(3265)2310(編集部)
電話　03(3265)3622(業務部)
ホームページ　http://www.shodensha.co.jp/

装丁者……………盛川和洋　イラスト……………武田史子
印刷所……………萩原印刷
製本所……………ナショナル製本

Printed in Japan　ISBN4-396-11012-X　C0247

充実人生をサポートする
★祥伝社新書★

012★
副作用 その薬が危ない
薬で病気になるなんて！ その気になる症状は薬のせいかもしれません！
東京都共済青山病院内科医
大和田 潔

013★
韓国の「昭和」を歩く
終戦から60年、韓国に残っていた懐かしい日本を訪ねて——
ジャーナリスト
鄭 銀淑

014★
日本楽《ラク》名山 50歳からの爽快山歩き
無理しない登山の魅力がいっぱい！ 五十歳をすぎてから山と親しむ実践ガイド。
作家
岳 真也

015★
部下力 上司を動かす技術
上司を自在に操つれれば、仕事は楽しい！ 最新コーチング理論による仕事術！
コーチング研究家
吉田典生

016★
脱税 元国税調査官は見た
脱税の手口と対策を一挙公開！ 虎の子の金を奪われないための「脱税ゼミナール」。
元国税調査官
大村大次郎